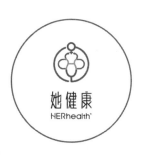

她健康
NERhealth

妇科名医
更年期常识必读

主审　邹　颖　马　薇　阳晓敏
主编　孙爱军　耿秀荣　段　洁

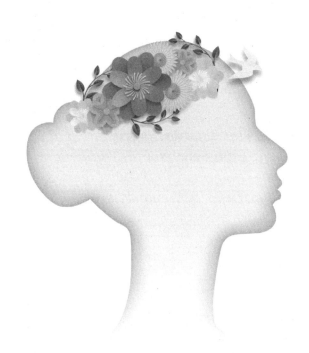

中国健康传媒集团
中国医药科技出版社

内 容 提 要

　　本书选取广大女性朋友们关注度高的有关更年期常识方面的问题，通过问答形式，全面系统地阐述了女性更年期的生理、心理变化，遇到的麻烦和困扰应如何对待和调适，并从营养、锻炼、药物等诸方面对女性予以指导。本书编写视角新颖，内容科学实用，贴近生活，适合广大女性及其家属阅读参考。

图书在版编目（CIP）数据

　妇科名医：更年期常识必读 / 孙爱军，耿秀荣，段洁主编 . — 北京：中国医药科技出版社，2023.5
　　ISBN 978-7-5214-3806-2

　Ⅰ.①妇… Ⅱ.①孙… ②耿… ③段… Ⅲ.①女性－更年期－保健－基本知识
Ⅳ.① R711.75

　中国国家版本馆 CIP 数据核字（2023）第 037794 号

美术编辑　　陈君杞
版式设计　　也　在

出版　**中国健康传媒集团** | 中国医药科技出版社
地址　北京市海淀区文慧园北路甲 22 号
邮编　100082
电话　发行：010-62227427　邮购：010-62236938
网址　www.cmstp.com
规格　710×1000mm ¹/₁₆
印张　9
字数　122 千字
版次　2023 年 5 月第 1 版
印次　2023 年 5 月第 1 次印刷
印刷　三河市百盛印装有限公司
经销　全国各地新华书店
书号　ISBN 978-7-5214-3806-2
定价　**45.00 元**

获取新书信息、投稿、为图书纠错，请扫码联系我们。

编委会

前言

更年期是女性生命周期中非常重要的一个阶段，生命中超过 1/3 的时间将在绝经后度过，是女性的必经之路。

一提到"更年期"，人们就会联想到爱哭、爱闹、睡不着觉、脾气暴躁、无理取闹……其实，更年期本身不是病，但卵巢功能衰退所致的内分泌失衡和雌激素缺乏却给女性带来一系列与绝经相关的近期、中期、远期健康问题，甚至引发疾病，严重影响女性朋友的身心健康和生活质量。

针对广大女性朋友普遍关注的有关更年期常识方面的问题，以北京协和医院专家为核心，联合来自全国多家医院的 50 多名医生，共同编写科普图书《妇科名医：更年期常识必读》。通过问答形式，全面系统地阐述了女性更年期的生理、心理变化，遇到的麻烦和困扰，应如何对待和调适，并从营养、锻炼、药物等诸方面对女性予以指导。注重让更年期女性及其家属看得懂、记得住、学得会、做得到。字里行间都在苦口婆心告诉读者防大于治！重视预防，将健康保健的关口前移，为提高金色晚年生活质量提前植入"健康基因"，帮助女性朋友优雅健康地步入金色老年。

编者

2023 年 2 月

目录

更年期『性』福生活

——更年期女性避孕

正确认识更年期

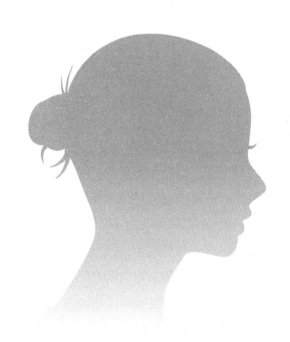

01/

什么是更年期

> 更年期是基于年龄的增加而产生的卵巢自然衰老的过程，是每一个正常寿命的女性都会经历的人生阶段。

女性的一生分为很多重要的阶段，更年期就是女性人生旅途中非常重要的一个时期，是女性从生育旺盛的年轻阶段过渡到老年期的一段岁月，是每一个正常寿命的女性都会经历的人生阶段。更年期实际上就是女性从健康向衰老过渡的时期，因为更年期的出现是随着年龄的增加，卵巢自然衰老所导致的。卵巢对女性的身体有两个非常重要的作用，一个作用是产生卵子，让女性能够怀孕，具有生育的能力；另一个作用是可以分泌激素，让女性拥有曲线体态以及具备很多正常的生理功能。那么当卵巢衰老之后，它分泌的激素水平就会下降，尤其是雌激素的缺乏，会导致女性身体出现很多的健康问题。

02/

更年期、围绝经期、绝经期这三个词一样吗

更年期、围绝经期、绝经期是有差别的。围绝经期和绝经期是更专业的说法，更年期的范围更宽泛。

围绝经期和绝经期是更专业的说法。围绝经期是指女性从出现卵巢功能衰退征兆到停经 1 年的时期。绝经期是指女性停经 1 年以上的时期。更年期是更大众的说法，它是指女性生育力从"有"过渡到"无"的生理阶段。一般将 40~60 岁定义为更年期，而女性的平均绝经年龄是 50 岁。因此更年期的范围更宽泛。更年期指的是每个女性从青春育龄期过渡到老年期的必经阶段。在这个阶段，卵巢功能开始逐渐衰退，直至完全停止。

03/

更年期的表现
有哪些

更年期的表现多种多样，因人而异。总体上包括近期症状、中期症状和远期症状。

一、近期症状

（月经改变）月经改变是更年期女性最常见的症状，表现多种多样：可能是月经突然停止，也可能是逐渐停止；可以从原来的1个月不来，到2~3个月不来，甚至半年不来，到最终彻底不来；也可能是毫无规律，彻底乱套。

（血管舒缩症状）表现为潮热多汗。所谓的"潮"，即潮涨潮落，一阵一阵。更年期的女性可能会突然出现上半身的发热，特别是面部、颈部、胸部的阵阵发热，每次发作持续1~3分钟，这种状况可能要历时1~5年，伴有暴发性地出汗，也可以认为是"忽冷忽热，偷偷出汗"。有的人则表现为心悸，心脏"怦怦乱跳，喘不过气"。

（神经精神症状）有的女性表现为"脾气暴躁，一点就着"，有的女性表现为"心情低落，情绪不高"。在临床上医生更担心后者，这类女性往往对人生失意，甚至有自杀的极端表现。其实，这些表现都是由于雌激素缺乏引起的。雌激素缺乏直接影响大脑神经细胞上的轴突、树突等结构的生长和神经元的功能。在绝经过渡期的早期，雌激素的水平正常或者代偿性升高，表现为抑郁、焦虑等神经精神症状。绝经过渡期晚期，由于卵泡耗竭，体内雌激素水平降低，大脑皮层及海马部位的功能减退，表现为认知和记忆力受损的认知功能障碍症状。认知障碍就是智力下降，注意力或警觉性降低，语言学习和记忆功能减退，对其最直观的理解就是"记不住事"。认知障碍一般分为两种，一种是轻度认知障碍，就是有记忆或者反应迟缓、记忆退化、理解以及表达能力下降。当您和家中老人讲话时，可能有过这样的感知：您会发现他对于您所讲的事情没有反应，或者反应迟钝，想了半天，好不容易想表达，却又欲言又止；说话语速放慢、言语匮乏、反反复复，似乎又不知所云。重度认知障碍就是更年期远期症状——阿尔茨海默症（老年痴呆）的表现。生活中，我们有时会遇到求助寻找走失老人的情况。有些老人自行出去后，就忘记了自己是谁？身处何地？家在何方？所以我们也恳请大家关爱家中老人，不要让其独自出行，尽量有人陪伴左右。因为我们自己也在逐渐老去。为了避免出现老年痴呆等远期并发症，我们一定要做好更年期管理，为自己收获一个有品质、有尊严、有活力的老年期。

二、中期症状

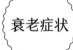

衰老症状

绝经后的女性，由于胶原蛋白含量下降，导致真皮萎缩，皮肤松弛，弹性消失，缺乏光泽，尤以面部明显。所以 40 岁以后的女性经常感慨：岁月是把杀猪刀，我的鱼尾纹又多了好几条，简而言之，就是感觉"见不了人"了。

泌尿生殖道萎缩症状

表现为子宫脱垂，阴道前后壁的膨出。盆底是一个吊床样结构，由于雌激素下降，支撑盆底结构的肌肉、肌腱、韧带、结缔组织的弹性和韧性下降，就会出现盆底功能障碍，因为这些组织也都是雌激素的靶器官。盆底肌松弛，就会出现漏尿，可以理解为"关不了门"。有的人则表现为反复发生的尿路感染，出现了尿急、尿频、尿痛等膀胱刺激征。此外，有人表现为"压力性尿失禁"，即由于尿道缩短发生的萎缩性改变。什么是压力性尿失禁呢？就是假如正和三五好友小聚，一激动、一咳嗽或者一大笑的时候，下面尿了，所以压力性尿失禁又称为"社交癌"。由于尿道也是雌激素靶器官，雌激素缺乏会让膀胱"憋不住尿"。

失去性趣

女性生殖道是雌激素的靶器官，随着雌激素水平的下降，性的愉悦感和欣快感都下降，甚至失去了快感，加之阴道干涩，性生活时伴有不适，所以此时的女性朋友往往对于性事避之不及，又何来性趣？

阴道炎症

女性阴道里存在正常菌群，其中的优势菌群就是乳杆菌，它能将阴道上皮细胞分解的糖原转化为乳酸，维持阴道内的酸性环境，抑制其他细菌的生长，这就是阴道的"自净作用"。阴道黏膜皱襞萎缩，糖原减少，乳杆菌减少，阴道 pH 上升，致病菌繁殖，阴道分泌物增多，有时有血性分泌物或异味，即有别于酸性的其他气味。

三、远期表现

心血管疾病

研究发现，在 45 岁以前，女性患心血管疾病的风险明显低于男性，随着雌激素水平的下降，女性患心血管疾病的发病率逐年上升，60 岁以后的女性心血管疾病的患病率与男性无明显差异，所以雌激素对女性的心血管具有保护作用。随着雌激素缺乏，女性患心血管疾病的几率显著增加，发病率随着女性年龄的增加，呈现指数倍的增长。

骨质疏松

骨代谢中的成骨细胞和破骨细胞，在雌激素的作用下，骨代谢保持动态平衡。如果把成骨细胞看作盖房子的细胞，破骨细胞比喻为拆房子的细胞，随着雌激素水平下降，破骨细胞的活力大于成骨细胞，那么拆房子的速度大于盖房子的速度，骨吸收大于骨生成，骨密度下降，骨质变得稀松。临床表现为骨痛，更易发生骨折。我们用玻璃这种易碎品来形容更年期及以后女性的骨质情况。当骨质疏松严重的时候，可以导致胸椎变形，甚至压迫心肺，最终出现循环、呼吸功能的障碍，所以又将其称为"沉默的杀手"。

老年痴呆

雌激素保护大脑的结构和功能，主要是通过营养和保护神经、扩张血管、改善大脑血液供给、促进多种神经递质的合成来完成的。根据疾病的发生时间，将老年痴呆的严重程度分为三度。

（1）轻度痴呆：发病后的 1~3 年，表现就是"回不了家"。

（2）中度痴呆：发病后的 2~10 年，表现为"认不了人"。不知大家是否看过张艺谋导演的电影《归来》，巩俐扮演的女主人公，心心念念的爱人陆焉识已经回到她的身边，但她却并不认识，每周还是会在同一时间、同一地点去迎接陆焉识的归来，这就是第二个阶段——"认不了人"。

（3）重度痴呆：发病后的 8~12 年，患者会出现严重的记忆力丧失，完全依赖照护者，生活不能自理，表现为沉默、肢体僵硬，最终昏迷。所以老年痴呆第三个阶段的表现就是"离不开人"。

04/

如何判断自己是否
到了更年期

可以通过年龄、月经的变化和症状来判断。如果需要更加准确地判断自己是否进入了更年期，可以到更年期门诊寻求专业医生的帮助。

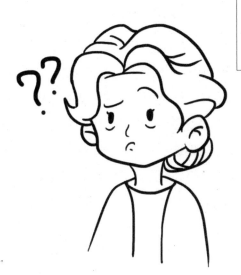

通过年龄来判断

中国女性平均绝经年龄在 50 岁左右，如果女性朋友一年不来月经，就可以知道自己已经绝经，但是更年期女性的年龄跨度范围非常广，从 40~65 岁都可能出现更年期症状。

通过月经的变化来判断

40 岁以上的女性，如果在 10 个月之内出现至少两次月经周期长度的变化大于等于 7 天，我们就可以认为已进入到了更年期。举个例子来说，以前 28 天来一次月经，现在不到 21 天就来了，或者超过 35 天也不来，这种情况在 10 个月内出现了两次，就说明月经不规律了，也标志着进入更年期了。

通过症状来判断

到了更年期以后，除了会出现月经的变化外，还会伴随着一些不舒服的症状，比如说潮热、出汗、烦躁、失眠、情绪障碍、肌肉关节痛、全身乏力等。

下面说说血管收缩舒张功能失调引发的潮热出汗，这是更年期较常见的相关症状，它会影响 50%~80% 的中年女性。这种潮热往往是从心、胸部到颈部、面部，一股热浪汹涌而来，紧接着就会出现汗流满面；尤其是发生在夜间两三点钟的盗汗，冬天根本就无法盖被子，令人非常难受，有时候夜间会突然发生胸闷、心慌，有一种百爪挠心的濒死感，有些女性就会拨打 120 到急诊找内科医生，从头到脚查了个遍，却什么问题也没查出来。出现这些问题主要是因为卵巢功能衰退了，雌激素水平快速下降，它是断崖式的下降，就像我们乘坐飞机从高空落地那么一瞬间，我们的身体出现不适应、不舒服的表现一样。我们的体温调节中枢紊乱，出现了潮热、盗汗，同时会引发情绪调节紊乱，造成失眠、焦虑、抑郁、全身乏力等精神神经的症状。还会引起皮肤问题，如皮肤干燥、松弛、老化、有皱纹了，等等。

当然，如果女性朋友需要更加准确地判断自己是否进入了更年期，可以到更年期门诊寻求专业医生的帮助，医生会通过相关检测以及一些量表的评估来帮助女性朋友判断是否到了更年期以及更年期症状的严重程度，并及时给予合适的治疗方案和治疗药物，缓解更年期症状，预防远期疾病的发生，帮助大家安稳度过更年期，收获健康的老年期。

05/

我才 40 岁，怎么就说我更年期了

中国女性绝经的平均年龄为49.5 岁，有些人会在绝经前的10 年左右进入更年期，也就是从 40 多岁开始就逐渐进入更年期了。

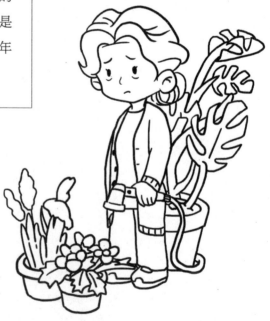

更年期是女性必须经历的一段时间，是女性由中年向老年过渡的过程。在医学上，我们把月经永久性停止称为绝经，女性在绝经前后出现的由于雌激素的波动或者减少所引起的一系列躯体以及精神心理症状，称为更年期综合征。大部分女性更年期开始的标志是月经的紊乱，出现10个月内发生至少两次月经周期长度改变，与以前相比超过7天，基本可以判断女性已经进入更年期了。

中国女性绝经的平均年龄为49.5岁。一般在绝经前的3~5年就会进入更年期了，也有些人会在绝经前的10年左右进入更年期，也就是从40岁开始就逐渐进入更年期了。

06/

40 岁以后，月经乱了就是更年期吗

40 岁后出现过去 10 个月之内发生至少两次月经周期长度相差 7 天或者以上就标志着进入更年期了。

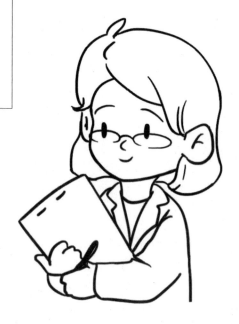

作为一名更年期女性，在绝经前一定会经历月经的改变。但是很多女性朋友会有这样的疑惑，40 岁以后月经乱，那就是更年期了吗？带着这个话题，下面让我们一起来了解一下什么是更年期。

更年期是女性一生当中都要经历的一个特殊阶段。它是指卵巢功能从旺盛逐渐走向衰退直到完全消失的一个过渡时期。这个阶段是一个多事之秋，会出现许多令人烦恼的症状。医学上我们常认为更年期是 40~65 岁之间的这段时期，是一个更为宽泛的术语。其中，40 岁是步入更年期的一个坎儿，是一个阶段性的里程碑的标志。但是除了步入 40 岁以外，医学上还有什么更具有标志性的变化来说明女性是进入更年期了呢？

更年期女性接近绝经前，会出现与绝经相关的内分泌、生物学以及临床特征。从内分泌来说，女性的激素水平，如促卵泡生成素（FSH）升高，临床特征方面表现为月经从规律开始逐渐走向不规律，在过去 10 个月之内，发生了至少两次月经周期的长度相差 7 天及以上，甚至停经、闭经 1 年以上，等等。所以说，"月经"是随着更年期的发生发展可以观测到的最具有标志性的一个指标。那么更年期的起点也就是"绝经过渡早期"，它的终点则是绝经，即月经停止 1 年及以上，这是一个回顾性的概念。

在古希腊，"更年期"用希腊语表达是 Klimakterikos，它的意思是梯子的一个台阶，更年期意味着登上了生命中的一个不同时期。欧美国家的"更年期"用 Menpause 表达，那我们来分解看一下，Man 指男人、no 是没有的意思、pause 表示中断——男人没有中断，男人会有什么不中断但女人却中断呢？那就是月经，甚至女人会绝经。有一些外行的医生，一听患者有脾气暴躁、易怒的症状，就会对患者说：您更年期了，赶紧去更年期专科就诊吧。是这样吗？这绝对是一个盲人摸象的故事，而妇科内分泌的医生理解更年期是指除了神经精神症状，如焦虑、抑郁、脾气暴躁外，还有失眠、疲惫、血管舒缩等症状，如一阵一阵的从胸部向颈部以及面部扩散的潮热，晚上睡觉出汗，胸闷、心悸等，还有一个典型的症状就是月经的紊乱，除此之外，更长远的会带来泌尿生殖道的萎缩，性交疼痛，性生活不再美好，阴部私处瘙痒，频繁上厕所，腰背变驼了，容易骨质疏松，发生骨折，甚至还有更远期的心脑血管的疾病，如脑卒中、冠心病等问题的发生，这都是源自于女性卵巢功能衰竭而出现雌激素水平降低所导致的一系列问题。

所以，我们不能单纯地理解更年期就是出现了潮热、烦躁、出汗、发脾气这些症状，进入更年期最初的表现就是月经紊乱，月经是代表着女性生殖健康的一个晴雨表，月经出问题了，那么一定是生殖健康出问题了。下面我们了解一下月经是怎么回事儿呢？

月经，它是指伴随着卵巢周期性的变化出现的子宫内膜周期性的脱落以及出血，它有两大特点，即规律性和周期性，女性体内有一个很重要的控制内分泌的"下丘脑—垂体—卵巢轴（HPO）"。其中，最重要的是统筹全局的元帅——下丘脑，它把指示促性腺激素释放激素（GnRH）下达给将军——垂体，垂体则开始调兵遣将，将信号促卵泡生成素（FSH）、促黄体生成素（LH）传递给冲锋陷阵的班长——卵巢，卵巢则通过自己身体内生长发育的卵泡分泌雌激素，就可以周期性的控制士兵——内膜的生长。如果卵子与精子没有结合形成受精卵，或者受精卵没有着床，即没有怀孕，那士兵——子宫内膜就会牺牲脱落，流血而形成月经。可见，一个规律的月经的来潮需要具备下丘脑—垂体—卵巢轴（HPO）功能的齐全，彼此之间的运作和谐配合。但进入更年期之后，下丘脑和垂体的功能没有发生变化，卵巢的功能却由衰退直到衰竭了，表现在形态老化，卵泡数量减少，激素分泌降低，雌、孕激素缺乏等，这是更年期发生的重要原因。

谈到卵巢的衰竭，让我们先来了解一下卵巢。卵巢具备两大功能：第一，产生卵子完成生育；第二，合成激素，实现分泌。这对卵巢中的卵泡每个月能够生长发育起着很重要的作用。每个月当月月经结束后，会有一批卵泡开始快乐地生长，卵泡不停地分泌雌激素，使子宫内膜逐渐增厚。当累积的雌激素足够多的时候，我们前面谈到的"将军、元帅"，他们就高兴了，会释放出更多的"奖励"，即卵泡生成素（FSH）、黄体生成素

（LH）来鼓励班长——卵巢工作，其分泌的雌激素可以促进垂体分泌黄体生成素，继而高峰后诱发排卵。排卵之后，卵泡开始孤身前行，他留下的房子——卵泡膜、卵泡壁会形成一个黄体，黄体会分泌雌、孕激素，其中的孕激素使内膜开始由原来的增殖期变为分泌状态，望文生义，分泌状态使内膜更肥厚、更松软、有营养，以便于受精卵着床。但是卵子如果没有与精子受精，黄体几天后就会萎缩死亡，其分泌的雌、孕激素水平就会下降，继而引发子宫内膜脱落，月经来潮，这就是周而复始的月经形成的机制。

非常遗憾的是，女性的卵巢是有生命周期的，从胚胎时期5周原始生殖细胞开始大量的生长，达到了最高峰也就是在20周左右，有600万~700万个，出生的时候，每个女婴的卵泡数量大概仅剩下100万~200万个。到青春期仅剩下30万个，步入40岁以后，进入更年期，卵巢的功能日趋下降、衰退，直到衰竭，接着就进入了绝经期。所以说月经异常的根源实则就是卵泡的发育障碍或者是排卵障碍，在绝经过渡期，卵巢的功能会随着卵泡数目的减少、排卵障碍而缺乏孕激素。直到绝经后，卵泡耗竭，卵巢功能衰竭了，没有卵泡发育，雌激素都缺乏了，最终在临床上外在的表现就是月经乱套了。

乱套了的月经在更年期的表现形式是多式多样的，可以表现为规律性的周期、经期、经量都发生了多样的变化，也可以表现为绝经，就是再也不来月经了。经期延长超过7天，出血淋漓不尽，或周期延长，3~6个月都不来月经，经量减少或增多。

与其相对应的，我们要了解如何判断月经是正常的。正常的月经，它具备以下四大特点：①周期：平均28天（21~35天）为月经周期正常范围。②有规律性：也就是说每个月月经周期天数变化不超过7天以上。③经期：平均3~7天。④经量：经量不多不少，每次20~60毫升。具备以上要素就是一次正常的月经，如果其中任何一个要素发生了问题，就需要就医。

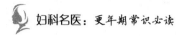

　　了解了以上知识，我们再来回答前面提出的问题，即 40 岁以后出现乱套的月经，就是进入更年期了吗？答案是是的，而且我们还要记住，标志性的改变就是过去 10 个月之内发生至少两次月经周期长度相差 7 天及以上，此时本质上的原因是卵巢功能开始衰退了，这就代表着进入更年期了！

07/

我是到更年期了，
还是绝经了

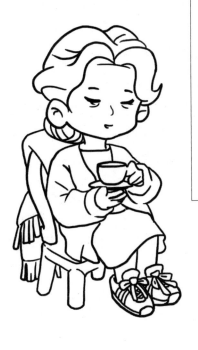

更年期是卵巢功能从旺盛状态逐渐衰退直到完全消失的一个过渡的过程，包括绝经和绝经前后的一段时间。绝经是一个点，而更年期是包括绝经这个点，还有绝经前后的一段时间，是女性人生旅途中不可逾越的一个很重要的特殊阶段。

说起绝经，就不能不说到女性特有的器官：卵巢。女性之所以呈现女性的状态，都是因为有卵巢的存在，每个月经周期都会有一批卵泡发育起来，其中会有一到两个卵泡逐渐成熟，在这个过程中，会分泌一种激素，称雌激素。卵泡成熟后就会破裂，把里边的卵子排出来，卵泡破裂的部位就会形成黄体。如果在没有怀孕的情况下，黄体的寿命是 14 天左右，同时会分泌两种激素，即雌激素和孕激素。当黄体功能萎缩，雌、孕激素撤退就会表现成我们肉眼所看到的月经。

卵泡是不能再生的，出生的时候也就 100 万~200 万个，青春期的时候就剩 30 万个左右了，一生排卵也就 400~500 个。在生育年龄排出的卵泡质量会比较好，卵子质量和黄体功能也会比较好，但是在绝经前的一段时间，卵巢里剩下的都是一些老弱病残的卵泡，分泌的激素也会减少，慢慢地就基本没有卵泡了，说明卵巢功能已经衰竭。在生育年龄，卵巢的大小就跟葡萄粒儿差不多，但是绝经以后就跟葡萄干一样大了，区别还是很明显的。

绝经是月经的永久性停止，如果距离上次月经来潮 12 个月以后仍然没有月经来潮，就认为是绝经了。从字面意思来看，就是再也不来月经了。而真正的含义又是什么呢？那就是卵巢功能完全衰退。如果说因为一些情况切除了子宫，子宫切除之后肯定是不能来月经了，但这是绝经吗？绝经的本质是卵巢功能衰退，所以还不能判断。那如何判断是否绝经了呢？可以通过抽血化验，有一个指标——卵泡刺激素（FSH），如果大于 40U/L，医学上就认为是绝经了。有人会问：如果切除双侧的卵巢是绝经吗？这当然是绝经，而且是人工绝经。

更年期是卵巢功能从旺盛状态逐渐衰退直到完全消失的一个过渡的过程，包括绝经和绝经前后的一段时间。绝经是一个点，而更年期是包括绝经这个点，还有绝经前后的一段时间，是女性人生旅途中不可逾越的一个很重要的特殊阶段。一般来讲，40 岁以后开始出现卵巢功能的衰退，50 岁左右绝经。绝经以后还会伴有一些更年期的症状，因此更年期大概就是在 40~60 岁之间。更年期的起点很模糊，很难判断是从哪天开始的，通常最早出现的是月经改变，还会出现更年期的其他表现，如潮热、出汗、睡眠困难、情绪烦躁、焦虑、抑郁或者情绪低落、乏力、胸闷、憋气、胃肠功能的紊乱、腰酸背痛、关节肌肉疼痛、反复的外阴瘙痒、尿频、尿急，等等，因此有可能会表现为全身上下都觉得不舒服。

现在举一些例子，大家来判断一下患者是到更年期了，还是绝经了？

1. 患者，51 岁，月经紊乱 1 年，停经 3 个月，潮热出汗半年。她是更年期还是绝经了呢？

患者有潮热出汗的症状，属于更年期的表现，所以她是更年期了。但她绝经了吗？她刚停经 3 个月，前面讲了，停经 1 年才能判定为绝经，所以她现在是已经进入了更年期，但还判定不了绝经，仍需要继续观察。

2. 患者，48 岁，停经 2 年，潮热出汗 2 年，那她是更年期还是绝经了呢？

患者停经 2 年，可以判定患者是绝经了，且她伴有明显的潮热出汗，她也是更年期了。绝经年龄就是 46 岁。

3. 患者，45 岁，切除子宫 3 年，潮热出汗伴睡眠困难 3 个月。化验指标 FSH > 40U/L，大家觉得她是更年期还是绝经了呢？

对于切除子宫的患者，我们就没有办法根据月经来判断了，但是患者的 FSH > 40U/L，因此已经可以判定为患者绝经了，而且她伴有潮热出汗及睡眠困难，也是更年期的常见症状，至于她是多大年龄绝经的呢？我们就很难判断了。

绝经是一件很重要的事情，一定要知道自己是什么时候绝经的。希望大家，明明白白度更年，潇潇洒洒享余生。

08/

大夫，我好怕更年期，怎么办

下面的"八大攻略"可以帮助大家安稳度过更年期。

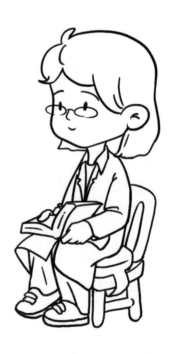

在更年期门诊，经常有人来问：大夫，我看了很多有关更年期的新闻，真的好怕更年期啊，有什么好办法可以安然度过更年期吗？下面的"八大攻略"可以给予大家一些帮助。

攻略一，知己知彼

更年期出现的烦躁失眠、皮肤弹性下降、色素沉着、出现皱纹等变化，根源都是卵巢功能衰退、雌激素水平下降，因为雌激素在女性全身各大器官都有分布，所以，雌激素缺乏会导致全身不舒服，常常有人说"我感觉整个人都不好了"！

攻略二，接纳自己

其实对很多女性来说，面对青春的远去是很恐慌的。新加坡的一位作家这样描写情怀女人的一生：少女时代虽美如诗，却亦短如诗，它几乎是稍纵即逝的；少妇双手所谱出来的，不再是象牙塔里苍白无血的诗；她以生活之笔写散文，散文里，有泥土朴实的香味。徐娘情怀似小说：她有化解宿怨的妙方，有"水来土掩，兵来将挡"的气度，也有"天塌下来当被盖"的豁达。她像小说，人人都想追读。这就是女性四十以后的阶段。再后来成为老妪，情怀似论文，初读沉闷枯燥、晦涩难懂，你我他都不爱读。但是，倘若有人肯耐心去读——细细去读、慢慢地读，绝对能从那闪着光芒的字字句句中，读出一股隽永难忘的韵味来！

你会发现，虽然我们无法阻挡时光的脚步，但我们可以选择活出情怀女人的一生，在每一个阶段闪耀出不同的光芒。

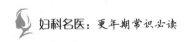

攻略三，管理月经

女性 40 岁以后进入更年期，常常先表现为月经紊乱，也是出现功能失调性子宫出血最多的年龄阶段。女性的月经来潮，好像一片草地，雌激素就像给草地施肥，每个月内膜都会增厚，而孕激素就像割草机，每个月排卵一次，割草一次，月经就来了。更年期最常见的就是割草机出现问题，割不下来，10 多天，甚至 20 多天月经不干净。老是割不干净，就容易出现子宫内膜病变。所以"更年期月经紊乱是很正常的，过去了就会好"这个观点是错误的，有问题要随时就诊。

攻略四，补充激素

大部分女性更年期症状不明显，不用特殊治疗，但是有一些女性的症状较严重，影响了正常的生活、工作，比如潮热、多汗、焦虑、乏力、失眠，很难控制自己的情绪，动不动就要发火。女性朋友如果发现自己出现了这些症状，建议找妇科内分泌医生咨询。既然更年期症状主要是因为体内雌激素水平下降引起的，那么首要的办法当然就是补充雌激素。

对于有适应证、没有禁忌证的女性，采取个体化的激素补充治疗，不仅能够有效地改善与绝经相关的近期症状，如潮热、多汗、焦虑等，而且能改善泌尿生殖道萎缩的症状，预防绝经后骨质疏松，还可帮助减少腹部脂肪堆积，降低 2 型糖尿病的发病率。

有女性朋友会问：这个激素吃了会不会发胖呀？首先我们看到 40 岁以后的女性出现了水桶腰，在同样的生活方式下，每年体重增加 1~1.5 千克，根源就是雌激素水平的下降，补充雌激素不仅不会对体重产生影响，还可以改善腰臀比。

还有一个问题也是很多女性朋友特别关心的，就是补充激素会不会导致乳腺癌。

天然或接近天然的孕激素大多数研究认为不增加患乳腺癌的风险，但也有少数研究认为会增加患乳腺癌的风险。那么风险有多大呢？它的风险指数与肥胖及没有哺乳的风险相似。

激素补充最主要的目的是解决更年期症状和预防骨质疏松症，且其效果超过其他任何药物。天然或接近天然的孕激素及替勃龙等药物增加乳腺癌的风险非常小。激素补充所带来的益处肯定是大于其副作用的，这一点是非常明确的。

有朋友可能还会问：我没有更年期症状，不需要补充激素，是不是就可以置之不理了呢？当然不是。没有近期症状，身体衰退引起的远期症状也是不可避免的。所以，尽早开始科学管理，能将绝经后的各种健康风险降低，可以提高生活质量。

攻略五，规律运动

指南推荐：每周至少坚持 150 分钟中等强度的有氧运动，如走路、慢跑、骑车、游泳、跳舞等；进行中等强度的运动时，可以说话但无法唱歌。每周至少进行 2 次肌肉张力锻炼，以增加肌肉量和肌力。增加体育活动可以降低多种疾病的患病风险，包括冠心病、2 型糖尿病和女性相关癌症。定期的体育活动也能改善大脑的健康和认知能力。

攻略六，营养均衡

饮食要定时定量、均衡，避免无节制，避免摄入油炸、油煎食物，少食动物脂肪；限盐（每天不超过 5 克），控糖（包括含糖饮料）（≤ 50 克 / 天），少油（25~30 克 / 天），限酒（酒精量≤ 15 克 / 天），足量饮水（1500~1700 毫升 / 天）；饮食结构要多样化，粗细搭配，增加多种水果、蔬菜摄入，选择全谷物或高纤维食物等碳水化合物；每周至少吃两次鱼。

为了预防骨质疏松，还需要补钙，绝经后每日补 900 毫克，如果通过正常饮食补就够了，可以不用服用钙片；如果不够，需要通过服用钙片和维生素 D 胶囊来补充。有些女性朋友可能又有疑问了：补钙会不会导致肾结石？事实恰恰相反，研究表明，正常补钙的人群反而肾结石的发生率更低。

攻略七，控制体重

体重过高会增加患心脑血管疾病和 2 型糖尿病的风险；体重过低会增加患骨质疏松症的风险。大家可以自己计算一下：体重指数（BMI）＝ 体重（千克）/ 身高^2（米^2），18.5~23.9 为正常。

攻略八，家庭的支持

临床中发现，更年期症状严重者是需要治疗的，如果是爱人来陪着看病的，恢复得都特别快，因为有爱人的关心和陪伴。在女性的一生中，花了很多时间在孩子身上，但是最重要的关系不是母子关系，而是夫妻关系，只有你的另一半会一直陪伴在你身边。

09/

是不是到了更年期，从此人生就黯然失色

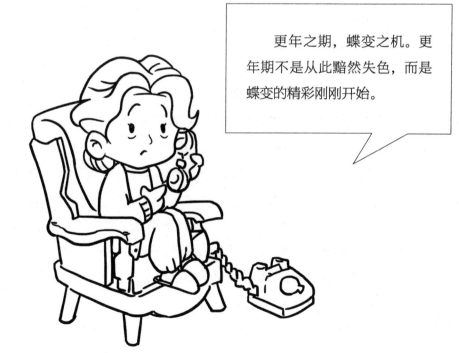

更年之期，蝶变之机。更年期不是从此黯然失色，而是蝶变的精彩刚刚开始。

　　更年期是女性必须经历的一段时间，是女性在绝经前后出现的由于雌激素的波动或减少所引起的一系列的躯体以及精神心理症状，这段时间出现的以上症状都称为更年期综合征。更年期出现的症状令很多女性感到困扰，甚至对生活丧失希望。但是不管是更年期的近期症状如潮热、盗汗等，还是远期症状如心脑血管的异常、骨骼肌肉系统的异常等都是可以通过干预治疗进行改善的。

　　"既然每位女性都要经历更年期，大家能过去，我肯定也能过去呀！"首先要调整好心态，积极乐观地面对更年期。出现更年期症状可以经过系统的评估之后进行综合治疗，可以使用绝经激素补充治疗（MHT）来改善更年期症状。相信每位女性都能够稳度更年期，迎接新生活！

　　想要安稳度过更年期，心理调节很重要。更年期就像季节、气候一样，春、夏、秋、冬，每个人都要经历。怎样才能从容优雅地度过更年期？可以转移一下自己的注意力，上上老年大学、练练字、听听音乐等。女性朋友可以大大方方地告诉家里人，有家人力量的支持，肯定能安稳地度过更年期。心情烦闷的时候可以找闺蜜倾诉，不要憋在心里，哭出来的是治愈，哭不出来就是抑郁了。所以女性朋友一定要学会发泄自己的情绪。

　　如果已经出现了一些症状，比如潮热，那就根据自己的感受加减衣服。晚上失眠睡不着了，就睡前喝点牛奶、泡泡脚，以自己最舒服的状态入睡。另外，可以多运动，运动可以促进血液循环。

　　此外，还可以寻求药物的帮助，分为激素类药物和非激素类药物。非激素类药物包括中成药和植物雌激素。

　　雌激素的缺乏是导致更年期的根本原因，可以运用激素替代治疗改善症状。说到激素，很多人立刻想到的就是"变胖"。但是大家想一想，是年轻女性的激素水平高还是老年女性的激素水平高？是谁的身材更好？所以说合理地补充雌激素是不会变胖的。

　　那什么时候需要补充激素呢？什么时候就需要使用到激素替代治疗

呢？第一，出现绝经相关的症状；第二，出现泌尿生殖道萎缩的症状；第三，出现绝经后的骨质疏松和低骨量。

使用激素替代治疗之前一定要完善相关的检查，例如腹部、乳腺、盆腔的超声，肝肾功能，骨密度，血糖，甲状腺功能等，通过这些检查来排除禁忌证，评估利益风险，如果说利大于弊，才可以开始治疗。

激素替代治疗可以使用到什么时候？由于激素替代治疗停药之后，雌激素对于骨骼以及心血管的保护作用都会消失。因此，最新的指南写道，没有理由强制性限制激素替代治疗使用期限，需要定期评估。但具体的治疗方案一定要咨询专业的妇科医生。

激素替代治疗不仅可以缓解由于雌激素缺乏引起的潮热出汗、烦躁、抑郁、乏力等这些更年期的症状，还可以治疗老年性泌尿生殖道的萎缩，预防和治疗绝经后的骨质疏松，降低冠心病的发病率，预防老年性痴呆。更年期的表现是多种多样的，激素替代治疗可以在一定程度上解决这个问题，但一定要在专业医生详细评估之后再进行治疗。

更年期是女性人生的秋季，究竟是秋风瑟瑟还是秋高气爽？这取决于女性朋友对自己的态度。"寻寻觅觅，冷冷清清，凄凄惨惨戚戚，乍暖还寒时候，最难将息。三杯两盏淡酒，怎敌他、晚来风急？雁过也，正伤心，却是旧时相识。满地黄花堆积，憔悴损，如今有谁堪摘？守着窗儿，独自怎生得黑？梧桐更兼细雨，到黄昏、点点滴滴。这次第，怎一个愁字了得？"宋代著名词人李清照的《声声慢·寻寻觅觅》，写尽了人生无奈。46岁的她，历经国破家亡，夫君去世，晚景凄凉，一连串的打击让她尝尽了颠沛流离之苦，亡国之恨、丧夫之痛、孀居之苦凝聚心头，难免郁闷感怀。

我们再来看另一位唐代大诗人刘禹锡先生的《秋词》。此刻的他，因参与改革朝政，遭遇失败，被贬至地方，但他并没有意志消沉，而是用"自古逢秋悲寂寥，我言秋日胜春朝，晴空一鹤排云上，便引诗情到碧霄"，表达了自己的乐观情绪和坚定信念。

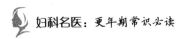

无论世事如何变迁，你的心去向哪里，你的人生便到了哪里。所以，对于如约而至的更年期，我们的选择是：悦纳自己、主动拥抱、健康更年、幸福余生。我们改变不了生命的长度，但可以改变人生的宽度。我们改变不了卵巢内始基卵泡的数目，但可以改变自己的生活方式，我们可以通过选择 MHT 等方法，改变我们的余生生活质量，优雅地老去，有尊严地活着。

更年之期，蝶变之机。更年期不是从此黯然失色，而是蝶变的精彩刚刚开始。健康更年，精彩不断。

10/

更年期了，想要
二胎怎么办

对于 40 岁以上的女性，如果在接受了 1~2 个月的促排卵治疗后仍未孕，就可以考虑是否进行体外受精。

作为一名女性，我们都想健康顺利地妊娠、分娩，在这个过程中，生命的孕育需要哪些条件呢？在这里，我们把最佳生育年龄、生育客观条件、高效同房比喻为天时、地利、人和。

首先，谈一下"天时"——最佳的生育年龄，也就是说在最合适的时机去做最合适的事情。最合适的生育年龄，对女性来说是23~30岁，而对男性来说是25~35岁。如果年龄过大或者过小，都可能会增加流产、早产以及不良妊娠的一些风险。

其次，谈一下俗话所说的"地利"，也就是要具备良好的生育客观条件，得有一个美丽的卵子、强壮的精子，还得有通畅的输卵管，最后精子跟卵子在输卵管能够完美地相遇、结合，种植在肥沃的土地上，也就是适合胚胎种植的子宫内膜上，这四大地利就是基本的客观条件。

具备了客观条件，有了良好的时机，接下来我们就要做一些"人和"的事情，也就是说要把握住排卵的最佳时机，在排卵期的时候安排高效同房，这样才可以增加受孕的几率。

但是到了更年期，女性的卵巢功能不尽如人意，与育龄期的妇女相比有可能开始下降了，分娩时的年龄超过了35岁的女性，被定义为高龄产妇，妊娠和分娩的产科并发症都会大大增加。有一些高龄女性朋友已经步入了40岁，也就是说可能已经步入了更年期女性的行列，这个时期的女性生育力下降，流产率、胎儿畸形率、剖宫产率，还有一些妊娠合并症，如妊娠期高血压、糖尿病、产后大出血等问题都可能会增加。首先就是高龄女性生育力下降了，不孕的发生率随着年龄的增加而增加，流产率同样也是如此。究其原因，随着年龄的增长，女性卵巢内剩余的卵泡数量与质量下降，尤其是在37岁左右，呈现出一个折棍式的明显的加速度耗竭与闭锁，进而导致生育能力下降。评价女性生育力最直接的标准就是年龄，因为随着年龄的增加，卵巢储备功能在下降，妊娠率在下降，流产率在增加。

那么女性在更年期如何去做才能提高受孕率呢？如何有的放矢、高效地备孕呢？

我们可以先借助一些药物促排卵，如同当一朵花在成长的过程中，我们不能完全指望花靠下雨灌溉自然生长，而是通过对花施肥、浇水等一些方法帮助其生长，但这并不会改变花的本质。临床中常用的药物有以下几种：枸橼酸氯米芬、来曲唑等对无排卵的患者或者是卵巢黄体功能不好的患者，体内有一定的雌激素水平，使用后可以帮助卵泡生长发育；对于枸橼酸氯米芬和来曲唑使用效果不好的，还可以借助促性腺素帮助卵泡更好地生长发育。当促使卵泡生长发育达到了排卵前的最佳状态，可以借助人绒毛膜促性腺激素（HCG），帮助卵泡排出，只有卵泡排出来以后，男女同房时精子才有可能和卵子结合，才有可能受孕。

有了好的卵泡生长发育了，那么我们如何知道它长得好不好，如何知道什么时候去同房呢？下面介绍一些常用的监测排卵的方法。

第一种方法是经阴道B超监测卵泡生长。优势卵泡随着月经周期的推移，卵泡逐渐在增大。除此之外，B超可以监测子宫的形态、大小，内膜的厚度是否适合于着床，是否随着卵泡的增大，内膜呈同步性的增厚。这些做法的目的在于指导最佳同房时机。当排卵前的卵泡直径接近18~20毫米时，也就是快排出时至排出后48小时内，多创造条件高效同房，可以提高受孕率。

第二种方法是测基础体温。根据一个月经周期内基础体温的波动变化曲线来判断，没排卵前，卵泡生长发育的时候，体温处在一个较低温的状态，排卵后因为卵泡形成黄体，黄体会分泌孕激素，而孕激素会作用在人体的体温中枢，使得体温大概升高0.3~0.5℃，于是升高前后2天内，医学上称为围排卵期，此时可安排高效同房。但是，如果监测一个月的基础体温都是低温状态，也就是说，排卵前和排卵后没有一个体温双向的改变，这就表示未排卵，这时需要就诊，借助促排卵药物帮助卵泡生长发育。

有朋友可能要问了，我们要如何去测量基础体温呢？具体方法是：每晚临睡前将水银体温计甩到 35℃ 以下，放在枕头边随手可触及的地方，每天充足睡眠（6~8 小时），清晨醒后，不说话、不穿衣、不上厕所、不活动，将体温计放到舌下，闭口测 5 分钟，此时监测的体温就是基础体温。如果持续高温 21 天，又没有发热等异常表现，而且一直也没来月经，那么表示可能怀孕了，可以去医院找医生再次确定是否妊娠。

第三种办法是用尿排卵试纸去监测。去药店购买尿排卵试纸，其监测的原理是在排卵前体内促黄体生成素（LH）增高，从而诱发排卵过程，且促黄体生成素可以用尿排卵试纸测到，当试纸出现两条线时，表示强阳性。随着月经周期的推移，用尿排卵试纸监测出现了两条红线时就可以赶紧去同房了。

另外，有一些自我症状，如排卵前短暂的下腹痛，或有肛门的坠胀感，也是卵泡即将被排出的一种表现。还有排卵前体内雌激素会升高，排卵后会有一个下降的过程，这时会伴随撤退性出血、内膜脱落，从而出现少量出血或是血性的分泌物，就是所谓的排卵期出血，这些都是可能有排卵的表现，但优选前面提到的三种监测方法。

除了用药物促进卵泡生长发育之外，日常生活中我们也需要注意：第一，不要熬夜，保持心情愉悦，进行适当的体力活动，增强体质，日常生活多吃一些富含不饱和脂肪酸、维生素 C 的食物，为预防卵巢早衰的一个办法。另外，熬夜是导致女性卵巢功能不足的一个重要影响因素。还有一些药物，可能会起到营养卵巢的功效，但依旧在研究当中，并没有得到临床上一致的肯定性结论，如注射生长激素帮助卵泡和内膜的发育，用天然雌、孕激素可以帮助小卵泡的生长。第二，要保护卵巢功能，建议女性朋友能不做的手术，就尽量不要去做，即使做手术的时候，作为医生也逐渐重视对生育力的保护，会尽力保护好卵巢组织，但因为任何一次手术都是一种应激事件，可能会对卵巢功能造成打击。

最后，想要告诉大家的是，不要总是想着一定要靠自然状态方能受孕，目前科技在高速发展，医学也发展到了一定的先进水平，我们可以通过助孕，如借助人工授精，也就是将精子筛选之后，在女性排卵期的时候注入宫腔内，这是一种能够帮助高效怀孕的方法。也可以体外受精－胚胎移植，也就是俗称的"试管婴儿"，将好的卵子和好的精子取出来以后，体外受精培养成一个小的受精卵，或者是卵黄囊，再放入到妈妈的子宫内去生长。

因此，对于35岁以上的高龄女性，如果按照上述措施备孕6个月仍未孕，建议到医院就诊，在专业医生的指导下服用一些药物改善卵巢功能，帮助促进卵泡的发育等。对于40岁以上的女性，如果在接受了1~2个月的促排卵治疗后仍未孕，就可以考虑是否进行体外受精。

充满活力更年期

——"慧"吃"慧"动，管理体重

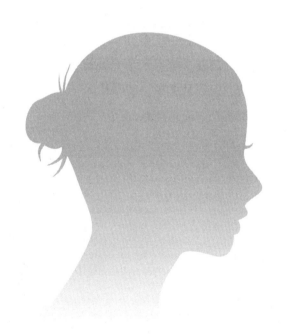

01/

怎么判定肥胖

想要了解自己是不是肥胖，可以从体重、体脂和体型三个方面来判断。

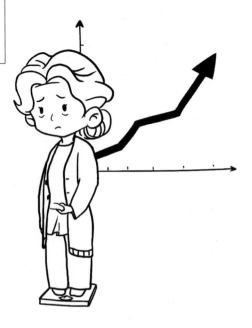

体重

体重是大家非常熟悉的一个指标，怎么正确地测量体重呢？建议晨起排空大小便、空腹、穿着内衣称量。建议每次在保持条件相同的情况下去测量体重。

知道自己的体重以后，大家可以根据一个公式计算出体重指数，英文叫作 BMI。BMI 是一个非常可靠、非常重要又非常简单的判断肥胖的指标。它的公式是用体重的千克数，除以自己身高的平方，注意这里的身高是用"米"做单位。

在我国，成年人 BMI 的正常范围是：18.5~23.9。当然，我们认为最理想的范围应该在 20~22 之间，太靠近18.5 或者 24.0 都不是最安全的。

①如果 24.0 ≤ BMI<28.0，属于超重。

②如果 BMI ≥ 28.0，就是肥胖。如果 BMI<18.5，属于体重偏轻。

体重过轻或者过重，对整体的健康维护都是不利的，希望大家特别注意。

但仅凭体重判断肥胖与否是不够的，为什么呢？是因为真正的肥胖，还要看体内的脂肪组织是不是超标，有些人虽然 BMI 超标，但是肌肉组织多，也不属于肥胖。所以这里就涉及第二个"标准"——身体脂肪，简称体脂。

体脂

怎么测体脂呢？建议大家可以买一个带有体脂测定的家用体重秤。如果去医院，可以做人体成分分析。测定体脂率，身体脂肪占体重的比例，女性不要超过 30%。如果超过这个值，即使 BMI 指数是正常的，也一样需要减肥，需要把身体里的脂肪组织适当减低，否则也可能会给健康带来损害。所以减肥的关键是要减脂。

判断自己胖不胖，除了体重和体脂外，第三个"标准"是看身体的体型，也就是说，身体的脂肪到底是怎么分布的。

体型

在身体脂肪分布的问题上，我们最应该关注的一点是腰围。俗话说，腰粗一寸，命减一分。腰围超标，很可能代表腰部脂肪堆积，就是常见的更年期以后容易出现的苹果型身材，会影响身体代谢，患心脑血管疾病、糖尿病、高血压的风险会增高。

所以维护身体健康必须从管理好腰围入手。对腰围的测量是以肚脐为起点，平肚脐水平，用软尺贴着肚脐绕一圈，在均匀呼吸、肚皮最放松的时候，量出来的值就是腰围。男性腰围 ≥ 85 厘米，女性 ≥ 80 厘米为腰围超标。

所以，大家判断自己胖不胖，必须看体重、体脂、体型这三方面的指标。如果其中有一个指标超标，特别是体脂或腰围超标，那么就要额外关注自己的体重，就需要减重了。

02/

更年期为什么
容易肥胖

更年期容易肥胖与女性身体里雌激素的水平发生变化有关。

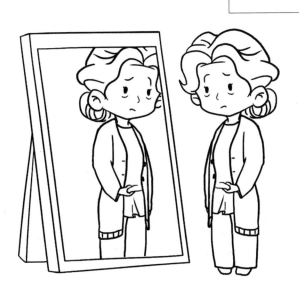

更年期容易肥胖与女性身体里雌激素的水平发生变化有关。雌激素是什么呢？在女性身体里有一个器官叫卵巢，它就像一个工厂，雌激素就是卵巢工厂里敬业的员工，它每天都在自己的岗位上兢兢业业地工作着，勤劳地掌管着女性的特征，给女性带来曼妙的身材、健壮的体格、敏捷的思维以及孕育下一代的能力。

但是，40~45 岁开始，卵巢工厂开始走下坡路，逐渐衰退，于是，工作了几十年的老员工雌激素也就光荣退休了。雌激素一退休，全身各个器官，失去了雌激素的滋润，就开始表现出更年期的各种症状，脂肪代谢和糖代谢也会发生变化。同时，由于体力活动消耗减少、食物能量摄入增加等因素，脂肪就乘风破浪，逐步向上半身移动，在腹部找了个安居乐业的好地方，体重呈现失控的增长，腰慢慢变粗，也就出现了所谓的苹果型身材。

03/

更年期胖胖的
更有福气吗

更年期胖胖的可不是什么好事，因为肥胖对身体上上下下都有很多不好的影响。

有很多中老年朋友年纪一大体形就变了，变成了像苹果或梨一样的形状。苹果型身材的特点就是腰粗、肚子大，而梨型身材的特点就是腰还比较细，但屁股大、大腿粗。那为什么更年期女性容易出现这种状态呢？主要有以下三方面的原因。

内分泌的改变 随着年龄增长，卵巢功能会下降，体内的雌激素、雄激素分泌减少，肾上腺皮质功能亢进，糖皮质激素分泌增多，这样促使我们吃饭的时候脂肪的吸收和储存增加。

新陈代谢的改变 人体的器官随着年龄的增长，它的功能是衰退的，细胞代谢趋于缓慢，这样导致能量消耗的能力下降。如果我们饮食不相应地减少，就会出现摄入的能量大于消耗的能量，出现能量过剩，然后过剩的能量以脂肪形式堆积起来。

运动的改变 随着年龄增长，很多人的运动也越来越少，这样能量的消耗也就变少了。而我们从食物中摄入的能量却和以前保持同等水平，甚至吃得更多，这样导致过多的脂肪被吸收和储存。

上面三种改变形成的过多脂肪又喜欢堆积于肩背部、腹部或者臀部，就形成了苹果型或梨型的身材。

那这两种体形是福还是祸呢？我们知道超重甚至肥胖都会导致高血脂、高血压、糖尿病、心脑血管疾病等，很显然，这样的身形不是福，而是祸！所以说更年期胖胖的并不是什么好事，因为肥胖对身体上上下下都有很多不好的影响。对呼吸系统来讲，肺功能容易出现异常，睡觉时颈部脂肪过多，气道不畅，容易出现睡眠呼吸暂停综合征、低通气综合征。肥胖还容易导致肝脏出现疾病，如脂肪消耗不完，集中在肝脏形成非酒精性的脂肪肝、脂肪性肝炎、肝硬化，还有胆囊疾病等。另外，脂肪在芳香化酶作用下形成过多的雌激素，导致内膜过度增生，生殖系统的内分泌紊乱，造成月经失调、不孕不育等。总之，脂肪过多，循环不畅快，百病丛生。

04/

更年期如何进行
体重管理

合理饮食、适当运动，保
持良好的心态可以帮助更年期
女性进行体重管理。

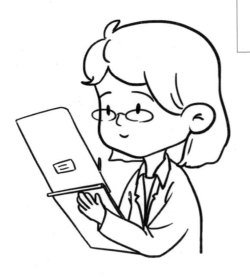

合理饮食

按照《中国居民膳食指南（2022）》的要求，保证每日均衡饮食，有意识地每天减少 300~500 卡热量的摄入。主食粗细粮搭配着吃，优先摄入优质蛋白，如鱼虾类、牛肉、鸡鸭肉。多吃新鲜的蔬菜水果，多吃豆制品，每天坚持喝 300 克牛奶。在日常生活中要管住嘴，不要暴饮暴食，要少食多餐，避免吃煎炸油腻的食物，甜腻的食物也要少吃。每天要按照营养素的配比进餐，碳水化合物摄入占 50%~60%，蛋白质摄入占 10%~15%，脂肪摄入占 20%~30%，三餐的热量分配也要注意，早餐热量占全天热量的 1/5，午餐、晚餐分别占全天热量的 2/5。还要学会计算卡路里。比如办公族每天摄入能量 1500~2000 卡就够了，多吃一根香蕉就多增加 100 卡，需要跑步 20 分钟才能消耗掉这些热量，具体的热量计算方法大家可以再去深入了解。

适当运动

对于更年期女性，该如何进行适当的运动减脂呢？要有氧运动与无氧运动相结合，有氧运动可以选择快走或者慢跑，能促进脂肪氧化分解，消耗多余的脂肪，达到减肥健身和改善体型的效果。同时能增强心血管系统功能，提高身体素质。每天坚持快走 30~60 分钟。无氧运动可以选择仰卧起坐，这是专门针对腹部的运动方式，因为更年期女性容易出现腹型肥胖。每天配合着做一下仰卧起坐，可以锻炼腹肌，给腹部塑形，可以循序渐进，从每天做 20 个起不断增加。

另外，可以增加负重练习，因年龄增加会导致肌肉的流失，器械负重的练习，肌肉拉伸动作，能减缓肌肉衰减，保持体态的完美。具体可以选择合适的器械，量力而行。我们还可以尝试多种运动方式来消除多余的脂肪，不同的运动可以锻炼不同部位的肌肉。如果说你一直在散步，就可以尝试一下爬楼梯、举重等，打破旧的新陈代谢模式。

🚶 **运动小贴士**

在开始运动前，我们可以设定具体可行的减重目标，制定锻炼计划，选择自己喜欢的运动项目，这样有利于坚持。找一个志同道合的伙伴，相互鼓励，相互监督，锻炼贵在持之以恒。另外，注意在每次运动前都需要热身，如果在锻炼过程中遇到疼痛或者其他不适，应及时停止，不要硬挺，避免受伤。开始锻炼时强度要小，慢慢适应后再逐渐缓慢地增加。选择多种类型的运动方式，这样才不容易枯燥，更能坚持下去。

保持良好的心态

我们可以培养自己的兴趣爱好，兴趣爱好不仅会对情绪产生积极的作用，还可以陶冶情操。另外，还要保持一个平和的心态，以积极的心态来延缓心理衰老，充实生活。一个好的心态能让我们的生活更加丰富精彩。

合理膳食，适当运动，调整心态，希望每位女性朋友都能够平稳地度过更年期。

05/

更年期减重
该怎么吃

下面四招可以帮助更年期
女性减重：学会挑食、少量节
食、注意进食顺序、适当运动。

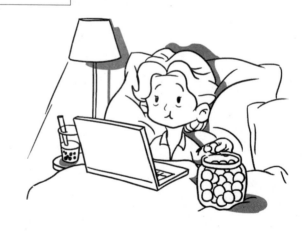

俗话说"千金难买老来瘦"。那么，更年期女性如何科学减重呢？

一谈到减肥，大家试过很多种方法，有的通过单纯的运动来减肥，有的通过不吃早餐或者晚餐来减肥，有的通过不吃肉只吃水果来减肥，有的通过吃减肥药来减肥等。通过这些方法可能能短暂地减一些体重，但是减掉的大多数是水分和肌肉，很容易导致营养不良，几顿饱餐下来，体重又回去了，甚至还会比减肥前更重。

对于更年期女性来讲，减肥速度不要太快，建议 1~2 个月减重 0.5 千克就可以了，一年下来也能减 3~6 千克。接下来，教给大家四招学会轻松减肥。

第一招，学会挑食

挑食，挑什么？我们要挑营养价值高、有饱腹感的食物。减肥减的是什么？是蛋白质吗？当然不是，我们要减的是脂肪，脂肪的来源是什么呢？是油、糖和精白米面，所以我们要减少对这一类食物的摄入。少油的理念要贯彻到主食和做菜当中。主食不要吃任何加油的食物，比如烧饼、油条等。做菜时少放油，建议大家平时炒青菜时可以先焯水，七成熟以后，用半匙油炒。少糖呢，要求我们不吃甜食、不喝饮料，大家知道喝一杯可乐或者一杯红酒能量有多高吗？喝一瓶可乐，需要慢跑半小时，喝一杯红酒需要走 40 分钟才能消耗掉这部分能量。那么，我们可以选择哪些营养价值高，又比较耐饿的食物呢？可以选择蔬菜，每天吃 1 千克青菜，尤其要多摄入一些新鲜的深色蔬菜；杂粮如黑米、荞麦、燕麦等，食量可以占主食的一半。每天还要吃适量的坚果和豆制品。

第二招，少量节食

肥胖症患者要减少主食，相对于过去的食用量要减少三分之一左右。

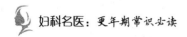

但要注意，减少主食量并非意味着"主食越少越好"，甚至"没有更好"，完全不吃主食会导致身体中宝贵的蛋白质被当作"柴火"烧掉。

第三招，注意进食顺序

肥胖人群的进食顺序应该遵循：水（蔬菜汤）—蔬菜—豆制品—少量肉—主食。可在餐前半小时喝200毫升左右的温白开水或一些清淡的蔬菜汤，人的胃一旦被水扩大以后，多少会产生一些饱腹感，有助于减少食物的摄入，注意也不要喝太多，以免影响消化。这样的进食顺序有利于减慢血糖上升速度及减重。

第四招，适当运动

更年期女性适合做哪些运动呢？首先可以选择有氧运动，有利于提高心肺功能，降低身体脂肪含量，比如快步走、慢跑、广场舞、太极拳、太极扇、八段锦等。其次可以选择抗阻力运动，这些运动能提高肌肉力量和耐力，强化关节稳定性，预防骨质疏松，比如哑铃、俯卧撑、平板支撑等。最后还可以选择柔韧性运动，这些运动有利于提高关节灵活性，促进血液循环，比如瑜伽、普拉提等。同时，更年期女性做运动时要注意循序渐进，量力而行，注意保护关节不要受伤。

下面给大家介绍一个既富有营养，又能帮助减肥的1200千卡的食谱，每日摄取1200千卡的能量是很多营养学家推荐的减肥饮食中最常见的能量标准。

1. 早餐（7:00~7:30）：一杯不加糖的脱脂牛奶（250毫升）；一片全麦包片（约35克）；一个中等大小的煮鸡蛋（约50克）。

2. 上午加餐（9:30）：一个中等大小新鲜的西红柿（约200克）。

3. 中餐（12:00）：一两米饭（注意：生米50克煮熟后的重量约为

130克）；清炒茼蒿（茼蒿200克，植物油5克）；银耳黄瓜烩鸡片（鸡片100克，适量辅料，植物油10克）。

4.下午加餐（15:30）：无糖燕麦片（25克）冲服。

5.晚餐（19:00）：紫米粥（紫米25克）；醋熘茄丝（茄子100克，植物油10克）；蔬菜色拉（黄瓜50克，胡萝卜50克，生菜50克，切丁切块，用醋、适量色拉酱和盐拌好）。

简称就是"3+2+1+1+1"，"三两主食，二两肉，一个鸡蛋，一杯牛奶，一斤蔬菜，一点油"。

如果情况特殊，可以到更年期保健门诊做具体的评估，进行个性化的指导。

06/

更年期了，素食更健康吗

更年期女性不提倡全素食。

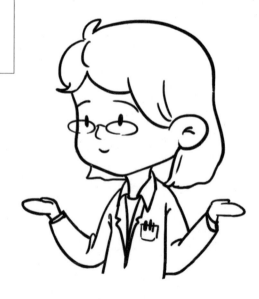

素食逐渐成为一种时尚，越来越多的女性朋友开始热衷于素食。许多更年期女性担心长胖，也会选择素食。素食人群以植物性食物为饮食来源，不吃肉、海产品和家禽类动物食品，根据饮食方式又分为蛋奶素、蛋素、奶素和全素食。

一、素食对身体有影响吗

素食者的食物包括了谷薯类、菌类、豆类、奶类和蛋类以及蔬菜水果，这些食物含有多种维生素，钾、镁、钙等矿物质，膳食纤维，低聚糖，以及植物化学物和抗氧化物质等，这些营养素有利于预防和控制多种慢性疾病，因此素食对健康有益处；但另一方面，素食会增加营养不良的风险，长期不吃肉、海产品、动物内脏和家禽，容易缺乏优质蛋白、铁、钙、锌、叶酸、维生素 B_{12}、维生素 D 和 n-3 多不饱和脂肪酸等重要营养素，久之会引起贫血、抵抗力下降、骨质疏松、认知功能障碍、记忆力减退等。中老年素食者，更容易发生肌肉减少和骨质疏松症，增加跌倒、骨折和关节损伤的风险。

二、素食减肥靠谱吗

体重管理和摄入食物的能量密切相关，不管吃哪种食物，即便是素食，如果摄入过多，能量摄入超过能量消耗，同样会引起体重的增加。在日常生活中存在很多高能量的素食，包括烹调油多的素菜如油豆腐，糖分多的甜点心，高糖分的水果，加了很多盐、糖类调味品的加工素食，以及坚果和干果，这些都属于高能量的素食。如果素食摄入过多，尤其是高能量素食摄入过多，引起能量超标，体重必然会增加。所以，仅仅想通过素食来减肥的做法是不科学的。管理好体重还是要靠平衡能量。

三、更年期女性如何选择饮食模式

对于更年期的女性而言，不宜盲目选择素食，荤素搭配更加合理。中国居民平衡膳食餐盘建议大家做到平衡膳食、食物多样化，每天12种以上食物、每周25种以上；提倡多素少荤，最好能做到三素一荤；更年期女性要遵循低热量、低脂肪、低糖、低盐的饮食原则。孕妇、儿童、更年期女性和消化吸收不良的老人、贫血以及代谢性疾病患者不宜选择素食，尤其是不提倡全素食。

四、素食人群该怎么吃

由于各种原因，坚持选择素食的人群在饮食上要做到以下几点。

第一，食物尽量多样化，以谷类为主，适量增加全谷物。

第二，多吃大豆及其制品，比正常人每天25克的大豆量还要增加更多的大豆制品，甚至要吃50~60克以上的大豆或豆制品。

第三，常吃坚果、海藻和菌菇类。

第四，保证充足的新鲜蔬菜、水果，但是不过量。

第五，做到合理烹调、少油少盐、控糖限酒。

第六，食不过量，避免高能量的素食。

另外，更年期女性要定期监测营养状况，根据营养状况及时补充营养，必要时吃一些营养补充剂。

07/

更年期女性为什么要多吃牛奶和豆制品

牛奶和豆制品都属于优质蛋白，所含的氨基酸比较符合人体需要，其中牛奶中的钙也有助于更年期女性增加骨量并预防骨丢失。

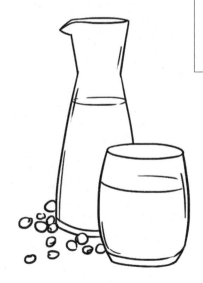

牛奶和豆制品都属于优质蛋白，蛋白质的基本单位是氨基酸。什么是优质蛋白？从营养学上来评价，主要考虑以下三个方面：①蛋白质含量充足。②消化吸收率高，不同的蛋白质被人体消化吸收的程度不一样，动物性食物的消化率高于植物性，豆类加工成豆腐等豆制品后消化率显著提高。③利用率高，这一点主要取决于蛋白质的氨基酸组成和含量，与人体蛋白质越接近，利用率越高。

牛奶中蛋白质的必需氨基酸比较符合人体需要，也是最好的优质蛋白质来源之一，《中国居民膳食指南（2022）》推荐，50岁以上的更年期女性，每天需要摄入55克的蛋白质，虽然牛奶中水的成分居多，蛋白质含量大约占3.5%，但方便饮用，每天喝300~400毫升牛奶能很好地为人体补充丰富的优质蛋白，肌肉纤维细胞的增长需要蛋白质的帮助，长期饮用牛奶可预防中老年因蛋白质摄入不足而导致的肌肉减少症。同时牛奶中含有丰富的钙，每100毫升牛奶可提供104毫克的钙，有助于更年期女性增加骨量并预防骨丢失。总之，牛奶是集优质蛋白和钙于一身的优秀食物。

豆类中的蛋白质含量很丰富，干大豆的蛋白质含量在35%左右，做成豆制品后吸收率更高，并且豆类中的钙含量也非常丰富，每100克豆类中含钙约为191毫克，其中含膳食纤维15.5克，膳食纤维是一种不被人体所消化和吸收的植物化学物，其主要的作用是调节肠道微生态，防止便秘，改善糖脂代谢等作用。对于更年期女性控制体重，保持体形，控制血糖血脂有着重要作用。

此外，豆类中还含有一种特殊的成分——"大豆异黄酮"，这是一种很神奇的生物活性物质，它与雌激素有着相似的结构，因此又被称为"植物雌激素"，它在体内发挥着双向调节的作用，当人体内源性雌激素较低时，发挥雌激素样作用，当内源性雌激素较高时，表现抗雌激素样的作用。因此，子宫肌瘤和乳腺增生患者大可放心食用豆类及其制品。查阅大量文献显示：大豆异黄酮在改善更年期女性的骨质疏松、潮热、盗汗等症状中做出了重要贡献。

08/

豆浆喝多了容易长子宫肌瘤吗

豆类中含有的植物雌激素进入人体后，会占据人体细胞表面的雌激素受体，阻止真正的雌激素发挥刺激作用，从而减少与雌激素有关疾病的发生。

有研究显示，长期食用含有雌、孕激素的制品、食品、补品，长期食用高雌激素污染的食物，如用激素饲料喂养的鸡、鱼、鸭，长期服用激素类药品、保健品（如蜂王浆、花粉、雪蛤、燕窝和胎盘制品），长期使用含有雌激素的化妆品等，可能会导致体内激素水平异常，引起子宫肌瘤增大、乳腺增生等。很多人担心多吃豆制品会刺激子宫肌瘤的生长。实际上，豆类中含有的植物雌激素进入人体后，会占据人体细胞表面的雌激素受体，阻止真正的雌激素发挥刺激作用，从而减少与雌激素有关疾病的发生。因此，专家们认为，豆制品是可以吃的。

得了子宫肌瘤会有什么样的症状呢？子宫肌瘤一般多无明显症状，仅在体检时被发现。症状与肌瘤部位、大小和有无肌瘤变性有关，而与肌瘤数目关系不大。

常见的症状有：

1.经量增多、周期缩短及经期延长：是子宫肌瘤最常见的症状，长期经量增多可导致贫血、乏力、心悸等。

2.腹部包块：肌瘤较小时在腹部摸不到，当子宫肌瘤逐渐增大使子宫超过3个月妊娠大时，可从腹部触及。较大者可脱出阴道外。

3.白带增多：子宫肌瘤一旦感染可分泌大量脓性白带。

4.压迫症状：可出现尿频、排尿困难、尿潴留、便秘等症状。

5.其他：可出现下腹坠胀、腰背酸痛等症状。

09/

乳腺增生患者可以吃豆制品吗

正常食用豆制品不会导致体内雌激素水平过高而引起乳腺增生，也不必担心因此患上乳腺癌。

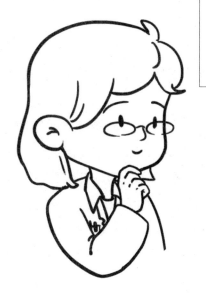

　　乳腺增生症是最常见的良性乳腺疾病，多见于 30~50 岁的女性，是由于女性体内雌激素水平长期较高，刺激乳腺导管而引起乳腺结构紊乱，与内分泌失调和精神因素相关。正因为乳腺增生和雌激素相关，很多患有乳腺增生的女性不敢吃豆制品，因为听说豆制品中含有雌激素。

　　的确，大豆及其制品含有大豆异黄酮，是一种植物雌激素，这种植物雌激素的作用强度是人体自身雌激素的千分之一到万分之一，作用是很微弱的。按照日常豆制品的食用量，不会增加乳腺疾病的患病风险。另外，大豆异黄酮的调节作用是双向的，表现为"遇低而补，遇高而抗"的特点，也就是说，当人体雌激素水平较低的时候，大豆异黄酮可以稍微补充雌激素的不足，而当人体雌激素水平过高的时候，大豆异黄酮可以跟雌激素受体结合，一定程度上限制了人体雌激素和受体的正常结合，有利于降低雌激素水平，所以大豆异黄酮能够帮助人体调节雌激素保持稳定，正因为大豆异黄酮的这样一个特性，正常食用豆制品不会导致体内雌激素水平过高而引起乳腺增生，也不必担心因此患上乳腺癌。相反，很多研究表明，食用豆制品可以明显降低乳腺癌的患病风险，并且对绝经后的女性有更明显的保护作用，因此，乳腺增生是可以吃豆制品的。另外一方面，女性朋友也不能单纯指望通过豆制品来治疗更年期综合征。

　　大豆及其制品还有很多其他的益处，因为大豆能够提供优质蛋白质、钙、钾、锌、磷、B 族维生素、膳食纤维、磷脂、低聚糖、植物固醇和异黄酮等，所以营养价值很高。

　　我们建议更年期的妇女应该常吃豆制品，按照《中国居民平衡膳食宝塔（2022）》的建议，每天食用相当于 25 克大豆的豆制品，或者每周吃 4~7 份豆制品，1 份相当于 25 克的大豆。大豆只包括了黄豆、青豆和黑豆这几种，像绿豆、红豆这些是淀粉豆，不属于大豆的范畴。豆制品比大豆本身的吸收利用率更高，所以我们推荐大家，更多地选择豆制品而不是整粒的大豆。每天 25 克大豆相当于 365 克的豆浆、140 克的南豆腐、72.5 克的北豆腐、55 克的豆腐干、175 克的内酯豆腐、50 克的素鸡，这些豆制品可以每天轮换着吃。

10/

更年期女性饮食应该注意哪些问题

更年期女性饮食讲究多样化，平均每天要吃到 12 种以上的食物，包括谷薯类、蛋白质、蔬菜、水果，等等，每周要达到 25 种以上。同时要戒烟限酒，限制糖和食盐的摄入量。

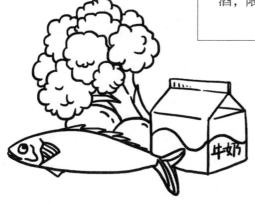

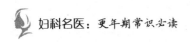

一、吃什么好

我们的膳食要讲究多样化，平均每天要吃到 12 种以上的食物，包括谷薯类、蛋白质、蔬菜、水果，等等，每周要达到 25 种以上。同时要戒烟限酒，限制糖和食盐的摄入量。具体来看：

第一，谷薯类，这是维持人体生命的基本食物，也就是我们常说的主食。主食是人体所必需的，建议每天摄入 250~400 克。我们常用的碗，一小碗米饭大概是 200 克，每天可以吃两碗左右的米饭，还要讲究粗细搭配。除了粳米，建议再吃一些粗粮，比如荞麦、高粱；还有薯类，比如红薯、马铃薯、山药等。蔬菜建议每天食用 300~500 克，其中深色蔬菜应占到 1/2 以上，比如深绿色的叶子菜、紫色的茄子、红色的甜椒等。水果建议每天食用 200~350 克，食用太多容易使血糖升高，需要强调的是要吃新鲜水果，不能用果汁代替。

第二，蛋白质，建议每天摄入高蛋白食物 120~200 克，优先选择鱼和禽类。可以每天吃一个鸡蛋，还要保证奶和奶制品的摄入，它不仅含有蛋白质，还含有钙，每天喝 300 毫升左右的液态奶，对我们的骨骼有好处，是骨健康的一个基本营养素。

第三，要喝足量的水，成年人建议每天喝七八杯水，提倡以喝白开水和淡茶水为主，少喝咖啡和饮料。

第四，要控制食盐的摄入量每天不超过 5 克，相当于一啤酒瓶盖那么多，大部分人目前的食盐量基本都是超标的，建议大家慢慢地减量。对于油和糖的用量也都要控制，每天食用 25~30 克油，不超过 50 克的糖。

接下来讲讲微量元素的补充问题。首先是钙，成人推荐每天摄入 800 毫克钙元素，50 岁以上人群，建议摄入 1000 毫克。从膳食当中，我们每天大概能够摄取到 400 毫克的钙，所以其余的 400~600 毫克钙需要通过牛奶或钙剂来补充。钙剂，首先推荐碳酸钙，它的含钙量高，吸收率也高，美中不足的是需要胃酸来促进对它的吸收。对于胃酸不足的患者，可以选择柠檬酸钙。元素磷和镁在食物中的含量都比较丰富，不需要额外补充。需要注意的是维生素D，它在食物当中含量极少，需要通过皮肤在阳光照射下进行合成。由于老年人户外活动都比较少，所以可以通过维生素D制剂来补充，成人每天摄入400单位，65岁以上人群每天摄入600单位，最高可耐受量为每天2000单位。维生素K对于骨质疏松患者和高危人群来说是需要补充的，在食物当中，菠菜、甘蓝、西蓝花、卷心莴苣中维生素K的含量都比较高，必要的时候可以补充维生素K制剂，但是对于正在服用华法林的患者是禁用的。对于维生素A、维生素E和维生素C，目前不建议常规补充相对应的制剂，注意膳食的多样化就可以了。

二、吃什么不好

前面提到的要戒烟限酒，少喝咖啡、碳酸饮料、浓茶，因为它们会影响钙的吸收、增加钙的流失。对于特别喜欢喝咖啡的女性朋友们，建议每天不要超过两杯。黄酮类食物如豆类、豆制品等也是比较受欢迎的，它们被称作天然的植物雌激素，其他还有柑橘类水果、茶、红酒等，这些食物也是可以适量吃的。但是对于黄酮类的保健品，如黄酮类化合物补充剂，不建议使用，因为目前没有证据表明它能改善骨密度，降低骨折风险，而且其安全性也有待考证。另外就是有些人认为喝骨头汤很补钙，这种观点是错误的，其实汤里面含钙量很少，烹调时用的油和盐反而给身体增加了负担。因此，喝骨头汤要适量，不建议通过这种方式进行补钙。

此外，高糖、高盐类食物也要尽量避免。除了饮食，我们还鼓励要适量运动。同样，运动也要多样化，快走、慢跑、跳舞、健骨操、太极、瑜伽等都是可以的。

11/

如何做到减盐、减油和减糖

　　追求健康是人类永恒的目标，健康的影响因素是多方面的，包括了生活方式（占60%）、遗传因素（占15%）、社会因素（占10%）、医疗因素（占8%）、气候因素（占7%）。遗传因素是与生俱来的，其他如社会因素、医疗因素和气候因素等，靠个人的力量无法主宰，而占比最大的生活方式是可以改变的，每个人都是自己健康的第一责任人。培养健康的生活方式对我们很重要。

　　健康的生活方式，包括合理膳食、适量运动、戒烟限酒和心理平衡，这是世界卫生组织提出的健康四大基石，尤其是合理膳食和饮食方式对健康有着重要的影响。国家卫生健康委和疾病预防控制中心共同发起了"全民健康生活方式行动"，倡导"三减"和"三健"。"三减"，是指减盐、减油和减糖，"三健"是指健康口腔、健康体重和健康骨骼。减盐、减油、减糖是健康饮食的法则。

一、为什么要减盐，如何做到减盐

食盐的主要成分是氯化钠，占95%以上，食物中添加食盐，能够提味增鲜，但是，如果长期高盐、高钠饮食，会增加高血压等心血管疾病、中风、胃癌、骨质疏松症、肥胖等疾病的发病风险，所以我们提倡少盐饮食。由于长期形成的饮食习惯，中餐大多重口味，调查显示，中国人平均每天食盐摄入量达到了10克以上，是推荐量的两倍，居世界前列。所以，我们每个人都应该从自身做起，自觉减盐，清淡饮食。

健康成年人食盐的推荐摄入量一天不超过5克，这个食盐量包括了所有的调味料和食物当中食盐的总量。以下是减盐的方法。

1. 家庭烹饪应该少放盐和酱油，使用定量的盐勺，按量放入菜肴。

2. 减盐需要循序渐进，可以用醋、辣椒、大蒜、姜和胡椒为食物提鲜，逐步改变口味。

3. 多吃新鲜的肉、鱼和蛋类。

4. 少吃榨菜、咸菜、酱菜和腌制的食品。

5. 少吃熟食肉类或者午餐肉、香肠、罐头食品和腊肠腊肉等。

6. 将厨房的普通食盐换成低钠盐，食用低盐酱油。低钠盐是指添加了一定量的氯化钾和硫酸镁的食盐，大大降低了钠的含量，同时因为含有一定量的钾和镁，有利于预防高血压和心血管疾病，所以食用低钠盐是明智之选，对于高血压人群尤其适合。

7. 烹饪中减少食用酱油、蚝油、豆瓣酱、味精、鸡精、沙拉酱、番茄酱等调味品，因为这些调味品不仅含有食盐，还含有谷氨酸钠，如果大量食用，摄入的钠离子肯定会超标。

8. 少吃高盐的零食和街头小吃。像话梅、辣条、牛肉干、海苔、鱿鱼丝、豆干、薯片、火腿肠、五香花生、葵花籽、苏打饼干等都是人们日常喜爱的零食，但这些都是高盐、高钠零食，要尽量少吃。街头小吃也含有

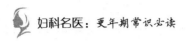

大量的食盐，也要少吃。

9.购买包装食品时，要看食品的营养标签，拒绝高钠食品。

10.在外就餐时，主动要求餐馆少放盐，尽量选择清淡的、低盐的菜品，另外即使像坚果、面包、饼干、冰淇淋等吃起来有点甜味的食品，其实也含有大量的食盐，所以也需要警惕。

二、如何做到减油

油是人体必需脂肪酸和维生素 E 的重要来源，有助于食物中脂溶性维生素的吸收利用，适量食用有益健康，但是，如果植物油和动物油摄入过多，会导致肥胖，增加糖尿病、高血压、高血脂、动脉粥样硬化和冠心病等慢性疾病的发病风险，所以要注意烹调用油量。

"全民健康生活方式行动"提出，健康成年人每人每天烹调用油量不超过 25 克。我们平常在厨房要使用带刻度的控油壶，做到总量控制、定量用油，根据进餐人数进行用油的总量控制；多用蒸、煮、炖、焖、凉拌等少油的烹调方法，少用煎、炸的烹调方法；减少食用动物性脂肪，不要用动物油烹调食物，应该用植物油来烹调，建议交替食用不同种类的植物油。少吃油炸香脆的食品，以及加工过的零食，如饼干、糕点、炸鸡翅、薯条、油条、油饼等。购买包装食品时要阅读营养标签，少吃含氢化植物油、起酥油、奶精、植脂末、人造奶油等反式脂肪酸的预包装食品。减少在外就餐，如果要在外就餐时需合理点餐，培养清淡不油腻的饮食习惯。

三、如何做到减糖

我们提倡的减糖，是减添加糖。首先来认识一下什么是添加糖，添加糖是指人工加入到食品中的糖类，如白砂糖、冰糖、红糖等这些都是常见的添加糖，添加糖不包含天然水果中的果糖和主食中的天然碳水化合物，我们慢慢咀嚼一块馒头，会感觉到口腔里面有甜味，这是因为馒头里含有碳水化合物，这种糖分不属于添加糖。而在食品加工过程中，如制作饮料时，会加入很多的添加糖，如500毫升的可乐，含有相当于10.5块方糖的添加糖，一瓶奶茶含有11块方糖，630毫升的汽水含有14块方糖，如果过多的摄入这些食物，就会摄入很多添加糖，会增加肥胖、糖尿病等慢性疾病的发病风险，因此减糖对于我们的健康非常重要。

《中国居民膳食指南（2022）》提出，每人每天添加糖的摄入量不要超过50克，最好控制在25克以下。在日常生活中，我们要多喝白开水或者淡茶水，不喝或少喝含糖的饮料，像可乐、奶茶、汽水等，它们所含有的添加糖是非常多的。每天喝7~8杯水，总量大概在1500~1700毫升，如果天气炎热，饮水量还需要相应地增加；少吃甜食、点心或高糖类的包装食品，如冰淇淋、奶茶、甜点心、糖果等食品；烹调过程中要少放糖，炒青菜不要放糖；外出就餐时，少点含糖较多的菜品，如糖醋排骨、拔丝地瓜、甜汤等。

12/

更年期贫血，
该怎么吃

动物性食品的含铁量高，吸收利用率也高，尤其是动物肝脏、动物血和红肉，含铁量丰富，是补血的最佳食物，俗称补铁三宝。

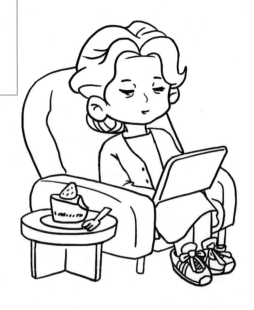

贫血是指血液中红细胞容量减少，不能满足生理功能需求而产生的综合征，血常规化验单上女性的血红蛋白如果小于 120 克／升，就可以诊断为贫血。贫血往往表现为乏力、头晕眼花、心悸耳鸣、食欲减退和抵抗力下降等。缺铁性贫血是最常见的贫血类型。缺铁性贫血的原因大致有以下三种情况：第一种是由于铁丢失过多，比如月经过多或者是一些肿瘤引起的慢性失血；第二种是由于铁供应不足，如饮食不合理、营养缺乏；第三种是由于铁吸收不良，如患有胃肠道疾病、膳食影响对铁的吸收等。对于贫血，应该积极地寻找病因治疗原发疾病，同时饮食补充也是改善贫血的重要手段。

一、吃阿胶红枣能补血吗

一般认为，含铁丰富且铁吸收率高的食物是补血的佳品。植物性食物，如红枣、木耳、红糖、桂圆肉、黑芝麻、黑米等红色和黑色的植物性食物，它们的含铁量并不高，而且植物性铁是非血红素铁，吸收利用率都很低，只有 5% 左右；而动物性食物的含铁量就比植物性食物高得多，并且动物性铁是血红素铁，吸收利用率比较高，能够达到 20%~30%。因此，红枣、红糖、木耳、桂圆和黑芝麻等这些植物性食物不能有效补血，通过他们来治疗贫血并不靠谱，另外红枣、红糖、桂圆这些食物的含糖量和热量都很高，更年期女性不宜多吃。

那么，阿胶能补血吗？阿胶是由驴皮熬制而成，现代医学和营养学认为，阿胶含有丰富的胶原蛋白，但是胶原蛋白并不是优质蛋白，合成血红蛋白的能力有限，并且阿胶的含铁量少，100 克阿胶中只含有 4.7 毫克的铁，因此认为阿胶并不是补血的良好食材；但中医学认为，阿胶的作用机制不是直接补铁补血，而是改善人体的造血微环境，通过补气生血协助预防和治疗贫血，中医学实践也表明，阿胶能够滋阴润燥和止血，能够治疗血虚、眩晕、心悸、心烦不眠、肺燥咳嗽。服用阿胶有讲究，因为阿胶比较滋腻，容易阻碍脾胃消化功能，因此，不是人人都适宜吃阿胶，需要经过中医辨证之后再服用，尤其是脾胃虚弱、消化不良者应该慎用阿胶。综合以上的观点，阿胶并不是补血的最佳选择，单靠阿胶达不到补血效果，需要搭配补血的食物，才能改善贫血。

二、补血的最佳食物有哪些呢

动物性食品的含铁量高，吸收利用率也高，尤其是动物肝脏、动物血和红肉，含铁量丰富，是补血的最佳食物，俗称补铁三宝。维生素 C 可以帮助铁的转化和利用，富含维生素 C 的新鲜水果和蔬菜，如鲜枣、柑橘类、橙子、猕猴桃、草莓、苋菜、菜心、柿子椒、小白菜和菠菜等，与富含铁的动物性食物一起食用，是改善贫血的最佳选择，比如柿子椒爆炒猪肝就是一个很好的补血菜肴。

通过食物补铁，还要考虑影响铁吸收的膳食因素。铁在人体中以两种形式存在：血红素铁和非血红素铁，血红素铁存在于动物性食物中，能直接被小肠吸收，受膳食因素的影响不大，吸收利用率比较高，而非血红素铁存在于植物性食物中，吸收率受很多膳食因素的影响，吸收利用率不高，因此素食者容易发生贫血。

促进铁吸收的因素

1. 动物性食品当中的肉因子，荤素搭配有利于铁的吸收。

2. 维生素 C 帮助三价铁还原成二价铁，促进铁吸收的作用非常显著，因此，提倡多吃富含维生素 C 的新鲜蔬果。

3. 含有丰富维生素 A、叶酸、维生素 B_{12}、维生素 B_2 和乳糖的食物有利于铁的吸收。

妨碍铁吸收的膳食因素

1. 植酸、草酸，它们普遍存在于谷物、豆类和蔬果当中，因此将全谷物提前浸泡、蔬菜焯水、两餐之间吃水果的做法有利于提高铁的吸收。

2. 过多的膳食纤维会妨碍铁的吸收。

3. 存在于茶、咖啡、红酒当中的某些多酚类化合物和乳酸也会妨碍铁的吸收，所以，餐前餐后不宜喝浓茶和咖啡。

4. 过多的矿物质，如钙、锌、磷等，能够拮抗铁的作用，因此，钙、锌和铁不能同时补充。

5. 存在于蛋黄当中的卵黄高磷蛋白能够妨碍铁吸收，所以蛋类不是补铁的良好食材。

三、防治更年期贫血日常饮食要注意哪些

1. 每天吃瘦的畜禽肉 50~75 克，适当提高红肉的比例。

2. 每周吃一到两次的动物血或畜禽肝脏 25~50 克。

3. 每天吃 200~350 克的新鲜水果，以及 300~500 克的新鲜蔬菜，尽量选择维生素 C 含量高的水果和蔬菜。

4. 餐前餐后一小时内不宜喝浓茶、咖啡，少饮酒。

5. 根据个人的营养状况，适当服用含铁、叶酸、维生素 B_{12} 的营养素补充剂，这对于素食或者吃肉很少的女性朋友尤其重要。

6. 在中医辨证基础上适当地服用阿胶，促进补血。

7. 出现贫血时应该及时治疗，并在医生的指导下服用铁剂。

13/

预防更年期心血管疾病该怎么吃

饮食要多样，以谷类为主；要多吃蔬菜、奶类、大豆；适量吃鱼、禽、蛋、瘦肉；少盐少油，控糖限酒。

流行病学调查显示，绝经后妇女心血管疾病的死亡率位于所有疾病死亡率之首，占绝经后妇女死亡原因的30%。绝经后女性患冠心病的风险高达46%，是育龄期女性的2~3倍。女性进入更年期乃至绝经后，随着雌激素的降低，人体成分会发生改变，加之对血脂、血糖、血管的影响，如果再合并不健康的饮食习惯如高糖、高盐、高脂肪、高能量，则会进一步加重高血糖、高血脂，引发肥胖，增加患心血管疾病的风险。更年期心血管疾病的危险因素分为不可改变和可改变两大类，不可改变的因素包括：年龄、性别、家族遗传因素。高糖、高盐、高脂肪、高能量的饮食习惯以及吸烟、久坐等不良生活习惯，是可以通过合理的规划而改善的。俗话说药食同源，我国的饮食文化博大精深，通过改善饮食可以预防多种疾病，那么，我们该如何通过合理的饮食来预防更年期心血管疾病呢？

第一，饮食要多样，以谷类为主。人体必需的营养素有40余种，这些营养素均需要从食物中获得。人体需要的基本食物一般可分为谷薯类、蔬菜水果类、畜禽鱼蛋奶类、大豆坚果类和油脂类五大类，不同食物中的营养素及有益膳食成分的种类和含量不同。没有任何一种食物可以同时满足人体所需的能量及全部营养素。因此，只有多种食物组成的膳食才能满足人体对能量和各种营养素的需要，从而降低冠心病、高血压病等多种心血管疾病。所以建议大家平均每天摄入食物12种以上，每周25种以上。按照一日三餐食物品种数的分配，早餐至少摄入4~5个食物品种，午餐摄入5~6个食物品种；晚餐4~5个食物品种；加上零食1~2个品种。所谓以谷类为主，就是谷类食物所提供的能量要占膳食总能量的一半以上；谷类为主，也是中国人平衡膳食模式的重要特征，即一日三餐都要摄入充足的谷类食物。比如在家吃饭，每餐都应该有米饭、馒头、面条等主食类食物，各餐主食可选不同种类的谷类食材。采用各种烹调加工方法将谷物制作成不同口味、风味的主食，可丰富谷类食物的选择。全谷、杂豆、薯类推荐大家选择。全谷物，是指未经精细化加工处理仍保留了完整谷粒的谷物，比如含有麦麸的大米、小麦、燕麦、黑米、玉米、荞麦等均可作为全谷物的良好来源。杂豆指除了大豆之外的红豆、绿豆、黑豆等。薯类包括马铃薯（土豆）、甘薯（红薯、山芋）、芋薯（芋头、山药）和木薯，可提供更多的 B 族维生素、矿物质、膳食纤维等营养成分及有益健康的植物化合物，而且全谷物、薯类和杂豆的血糖生成指数远低于精制米面。

第二，要多吃蔬果、奶类、大豆。蔬菜和水果富含维生素、矿物质、膳食纤维，且能量低，对于满足人体微量营养素的需要、保持人体肠道正常功能以及降低心血管疾病等慢性病的发生风险具有重要作用。蔬果中还含有各种植物化合物、有机酸、芳香物质和色素等成分，能够增进食欲，帮助消化，促进人体健康。多吃蔬菜水果可降低脑卒中和冠心病的发病风险以及心血管疾病的死亡风险。保证每餐吃一大把蔬菜（300~500克），其中深色蔬菜比如菠菜、芹菜、油菜等需要占到一半，烹饪也要讲究技巧，避免因过度烹饪造成营养成分流失。同时，保证每天吃一个新鲜时令水果，大概 200~350 千克。奶类富含钙，是优质蛋白质和 B 族维生素的良好来源；奶类品种繁多，比如牛奶、羊奶、酸奶、奶酪和奶粉等都可以日常食用。我国居民长期钙摄入不足，每天摄入 300 克奶或相当量乳制品不仅可以较好地补充钙，而且有利于更年期女性的骨骼健康。大豆富含优质蛋白质、必需脂肪酸、维生素 E，并含有大豆异黄酮、植物固醇等多种植物化合物，豆腐、豆干、豆浆、豆芽、发酵豆制品都是不错的选择。另外，坚果富含脂类和多不饱和脂肪酸、蛋白质等营养素，是膳食的有益补充，但不可过量，最好一周内食用 50 克左右。

第三，适量吃鱼、禽、蛋、瘦肉。因为这些食物含有丰富的蛋白质、脂类，也是 A、B 族维生素、铁、锌等营养素的重要来源。但是这类食物的脂肪含量普遍较高，有些含有较多的饱和脂肪酸和胆固醇，摄入过多可增加肥胖、心血管疾病的发生风险，因此其摄入量不宜过多。那么日常生活应该如何选择呢？鱼类脂肪含量相对较低，且含有较多的不饱和脂肪酸，对预防血脂异常和心血管疾病等有一定作用，可作为首选；禽类（比如鸡肉、鸭肉等）脂肪含量也相对较低，其脂肪酸组成优于畜类脂肪，应先于畜肉选择。蛋黄是蛋类中维生素和矿物质的主要来源，尤其富含磷脂和胆碱，对健康十分有益，尽管蛋黄中胆固醇含量较高，食用过量会增加心血管疾病的发病风险，但若不过量摄入，对人体健康不会产生不良影响，因此以后吃鸡蛋的时候千万不要只吃蛋清了。肥肉中脂肪含量较多，过多食用往往是肥胖、心血管疾病发生的危险因素，但瘦肉中的脂肪含量较低，且矿物质含量丰富，利用率高，因此应当首选吃瘦肉，少吃肥肉。烟熏和腌制肉风味独特，是人们比较喜爱的食品，但由于在熏制和腌制过程中，易被多种有害物质污染，过多摄入可增加某些肿瘤的发生风险，应当少吃。以上这些食物把握好"吃的量"的关键，是要注意控制吃的总量。建议每周食用鱼和畜禽肉的总量不超过1.1千克，鸡蛋不超过7个。同时，将这些食物分散到每天各餐中，最好每餐可见到肉，每天可见到蛋，以便更好地发挥蛋白质的互补作用。

第四，少盐少油，控糖限酒。首先要明确，我们为什么要少吃盐。大多菜肴以咸作基础味，是食盐让我们享受到了美味佳肴。但流行病学调查显示，高血压的患病率与食盐的摄入量密切相关。50岁以上的人，尤其有家族性高血压、超重和肥胖的女性，她们的血压对食盐摄入量的变化更为敏感，膳食中的食盐量如果增加，发生心脑血管意外的危险性就大大增加。因此，建议更年期女性每天食盐（包括酱油和其他食物中的食盐量）的摄入量不超过5克。那么如何减少盐摄入量呢？

（1）要自觉纠正重口味及过量添加食盐和酱油的不良习惯，对每天食盐摄入采取总量控制，每餐按量放入菜肴。一般20毫升酱油中含有3克食盐，如果菜肴需要用酱油和酱类，应按相应比例减少食盐用量。

（2）人类饮食离不开油，烹调油除了可以增加食物的风味，还是人体必需脂肪酸和维生素 E 的重要来源，并且有助于食物中脂溶性维生素的吸收利用。但是过多摄入脂肪会增加心血管疾病等多种慢性病的发病风险。科学用油包括"少用油"和"巧用油"，即控制烹调油的食用总量不超过 30 克 / 天，并且搭配多种植物油，尽量少食用动物油和人造油。同时也要少吃富含饱和脂肪酸和反式脂肪酸的食物，例如饼干、蛋糕、糕点、加工肉制品以及薯条或薯片等。动物油的饱和脂肪酸比例较高；植物油则以不饱和脂肪酸为主。不同植物油又各具特点，如橄榄油、茶油、菜籽油的单不饱和脂肪酸含量较高，玉米油、葵花籽油则富含亚油酸，亚麻籽油中富含 α- 亚麻酸。因此应当经常更换烹调油的种类，搭配食用，减少动物油的用量。

（3）要控制添加糖的摄入，常见的添加糖有白砂糖、绵白糖、冰糖和红糖等。添加糖是纯能量食物，不含其他营养成分，过多摄入会增加龋齿、超重肥胖及心血管疾病的风险。因此，建议每天摄入量不超过 50 克，最好控制在 25 克以下。含糖饮料是添加糖的主要来源，建议不喝或少喝含糖饮料。添加糖的另外一个主要来源是包装食品，如糕点、甜点、冷饮等，减少这些食品的摄入，也可控制添加糖。

（4）水是人体含量最多的组成成分（约占 3/4），水能促进和参与体内物质代谢，有利于营养物质的消化吸收；能协助物质运输，又能排泄废物，是维持人体正常生理功能不可或缺的重要营养素。人体补充水分的最好方式是饮用白开水。更年期女性最少每日饮水 1500 毫升（约 7.5 杯）。最好的饮水方式是少量多次，每次 1 杯（200 毫升），不鼓励一次性大量饮水。除了早、晚各 1 杯水外，在三餐前后可以饮用 1~2 杯水，分多次喝完。

（5）从营养学的角度看，酒中没有任何营养元素。有许多科学研究证明，酒精是造成肝损伤、痛风、结直肠癌、乳腺癌、心血管疾病的危险因素之一。同时，酒会影响食物营养素的吸收，造成营养素缺乏。所以，从健康的考虑出发，更年期女性每日饮酒量应该不超过 15 克。

最后，给大家总结一个简单实用的方法，一至五手掌法则：每天保证1手捧的水果；2拳头的蔬菜；3手指的植物油；4拳头的主食；5掌心的蛋白。有了这个法则，可以帮助大家在日常生活中简单地衡量各种食物的比重，达到平衡膳食，从而起到预防更年期心血管疾病的效果。

14/

生活中卡路里的"一进三出"分别是什么

一进：热量，是吃进来的。

三出：热量消耗：基础代谢、行为代谢和食物的热效应。

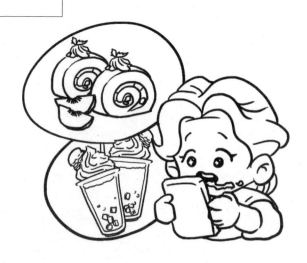

卡路里，是热量单位，通常 1000 卡，也叫一个大卡。

如果在日常生活中我们吃得多，动得少，卡路里"过剩"，加之更年期卵巢"退休了"，雌激素水平降低，基础代谢率下降，很容易脂肪囤积而发胖。热量超标，定长"肥膘"。

卡路里有"一进三出"。

一进

热量，是吃进来的。要管住嘴——"慧吃"。

如果长期热量"收支"不平衡，进来的多而消耗的少。囤积了脂肪，变成了肥胖，损害了健康。

哲学家说得好，意识是行为的先导，不同的意识产生不同的行为从而带来不同的后果。所以说"吃"是一种生活态度，"小"餐桌里有"大"学问。

按食物颜色，中医有"五色养五脏"的理论。红养心，绿护肝，黄健脾，白润肺，黑色的食物补肾，而肾为先天之本！

日常生活中，五谷杂粮、五颜六色的食物我们都要吃。按中国居民膳食宝塔，第一层谷薯类（即主食）250~400 克，其中全谷物和杂豆 50~150 克、薯类 50~100 克；第二层蔬菜水果类，其中蔬菜 300~500 克、水果 200~350 克；第三层鱼禽肉蛋类，其中畜禽类 40~75 克、水产品 40~75 克、蛋类 40~50 克；第四层奶、大豆及坚果类，其中奶及奶制品 300 克、大豆及坚果类 25~35 克；第五层油和盐，食用油 25~30 克，食盐不超过 5 克。切记：控油和控盐！

每天食物的种类 12 种以上，每周 25 种以上。例如，谷薯类食物，白米、黑米、小米、燕麦、荞麦、玉米、紫薯、马铃薯、馒头、板栗，共 10 种；绿叶蔬菜类食物，油菜、菠菜、小白菜、生菜、油麦菜，共 5 种。食物多样化，营养均衡。吃提倡"杂"！

♡ 温馨提示

每天保持身体活动 6000 步左右；喝水 1500~1700 毫升，当然，还要结合个体情况及所处的地理环境等因素进行适当调节。最好的饮料是：白开水。

吃多少

中国女性能量需要量显示：50 岁的更年期女性，低等强度活动量（例如从事经常久坐的工作），每天需要的热量是 1800 千卡。

那么，摄入 1800 千卡的热量，需要吃哪些食物？重量各是多少？

让我们先来了解一下"食物交换份"。

食物交换份，是指将常用食物按其所含营养成分的比例分类（谷薯类、蔬菜类、水果类、畜禽鱼蛋类、大豆类、乳类、油脂类、坚果类），各类食物提供同等热卡（90 千卡）的能量，称为 1 份（食物交换份），即每份中各种食物都能提供 90 千卡的能量，以便交换使用。

交换原则：只能同类食物之间进行互换，不宜跨类交换。

各类食物 1 份（提供 90 千卡热量），重量（可食部分）分别为：谷薯类 25 克；绿叶蔬菜 500 克；水果类 200 克；蛋类 50 克；猪（牛）肉 50 克，鱼 80 克；黄豆或黑豆类

25 克；乳类 150 毫升；食用油 10 毫升；坚果类 15 克。

♡ **温馨提示**

低热量食物，如绿叶蔬菜 500 克，提供能量 90 千卡（1 份）。

高热量食物，如食用油 10 克，提供能量 90 千卡（1 份）。

50 岁的更年期女性，低等强度活动量，需要热量按 1800 千卡/天，套用食物交换份（1800÷90=20），相当于 20 份食物。

怎么吃

谷薯类 9 份，相当于 3 碗杂粮饭（饭碗容量 200 毫升）。

蔬菜类 1 份（绿叶蔬菜占三分之二），相当于 500 克（1 斤）。

水果 1 份，相当于 200 克（4 两）。

蛋类 1 份，相当于 50 克（1 两）。

猪（牛）肉 1 份，相当于 50 克（1 两）。

鱼及水产品 1 份，相当于 80 克。

黄豆和黑豆类 1 份，相当于 25 克（半两）。例如，豆浆 400 毫升（要把豆腐渣吃掉，否则豆类就不够量了），或水豆腐、千张、素鸡等均可。

油脂类 2 份，相当于 20 毫升（2 个调羹）。

坚果类 1 份，相当于 15 克（2 个核桃）。

奶类 2 份，相当于 300 毫升。1 毫升奶 ≈ 1 毫克钙，对于更年期女性来说非常重要，预防骨质疏松，喝奶是补充钙的很好来源。

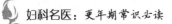

 贴心顺口溜

一把青菜，一把豆，一个鸡蛋加点肉。

	谷薯类（份）	蔬菜类（份）	水果类（份）	肉蛋类（份）	大豆类（份）	奶类（份）	油脂类（份）	坚果类（份）
早餐	3	0.2	1	1		1		1
午餐	3	0.4		1	1		1	
晚餐	3	0.4				1	1	

举例：50 岁更年期女性，每天摄入 20 份食物。

三出

热量消耗：基础代谢、行为代谢和食物的热效应。

基础代谢占 65%：通俗来讲就是即使躺床上什么都不做，人体各器官也要"各司其职"地工作，正常运行需要的热量。

行为代谢占 25%：包括每天的基本活动、运动等。

食物的热效应占 10%：人在摄入食物的过程中，除了夹菜、咀嚼等动作消耗热量以外，还要对食物中的营养进行消化吸收及代谢转换，这个过程所消耗的热量，称食物的热效应。

卡路里"收支"平衡，除了管住嘴——"慧吃"外，还要迈开腿——"慧动"，进行科学的体重管理。

体重指数（BMI）= 体重（千克）÷ 身高^2（米^2）

正常范围：18.5~23.9；消瘦：< 18.5；超重：≥ 24.0；肥胖：≥ 28.0

那应该怎么动呢？

（1）有氧运动：每天保持身体活动 6000 步左右。例如跳广场舞、快步走、慢跑、蹬自行车等。

分解 6000 步：每日基本活动相当于 2000 步；蹬自行车（包括固定自行车）10 分钟相当于 1000 步；中速行走 10 分钟相当于 1000 步；拖地 10 分钟相当于 1000 步。

（2）抗阻运动：每周 2~3 次。例如：做哑铃操、拉弹力带、用健身器械等，建议到健身房，请专业教练指导，避免运动损伤。

（3）柔韧性运动：例如打太极，练瑜伽、八段锦等。

运动有效的心率：（220－年龄）×（60%~75%），或较安静时增加 10%~20%。

注意事项

个体有差异，运动要循序渐进，量力而行，注意保护膝关节等，避免运动伤害。

贴心提示

卡路里，易进难出。有些碳酸饮料 500 毫升大概提供 215 千卡热量，相当于中速行走 1 个多小时所消耗的热量。

15/

运动有哪些好处

运动可以增强体质，提高健康水平；运动可以防治疾病，提高生活质量 。

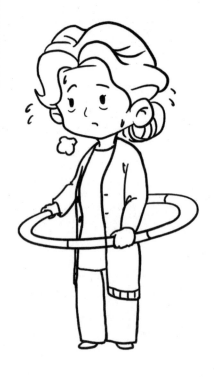

无论贫穷或富有，读书和运动都是成本最低的自我升值方式。书读多了，腹有诗书气自华，运动好了，可以塑造一个全新的自我。我们国家从2008年开始就有了全民健身日。既然是全民健身，那更年期女性该怎么运动，让年龄成谜，身材无敌，优雅更年呢？下面，我们先来看看运动有哪些好处。

一、运动可以增强体质，提高健康水平

1. 运动能提高心肺功能，提高心肌收缩力，增强心脏的储备能力，增加肺的通气量、摄氧量，可以改善血管弹性。

2. 运动能改善身体的成分比例，主要是使身体的脂肪含量减少，肌肉的重量增加。

3. 运动能增加肌肉力量，提高肌肉的抗阻力能力，减缓肌肉的退化进程，从而预防肌肉减少症。

4. 运动能提高身体的柔韧性。柔韧性不仅是一种重要的运动技能，也是我们日常生活中重要的一种活动能力，可以增加身体的活动范围，让我们的身体形态更加优美，同时减少肌肉拉伤，预防和治疗一些关节性的疾病。

5. 运动能提高幸福指数。运动通过兴奋交感神经、释放一些神经递质（比如多巴胺、肾上腺素），这些神经递质可以让人体愉悦感增加，提高幸福指数。

二、运动可以防治疾病，提高生活质量

运动可以提高人体各器官功能水平，增强机体免疫力，有效地控制慢

性病的诱发因素，预防慢性病的发生，同时也是治疗慢性病的有效手段之一，可以说运动不仅仅是一级预防，也是三级预防。

1. 规律的有氧运动可降低引发心血管疾病的一些危险因素。我们国家居民的心血管疾病患病率呈持续上升趋势，心血管疾病的死亡率位居城乡居民总死亡率的首位。进入更年期以后，由于雌激素的波动和缺乏，使身体代谢发生了变化，心脑血管疾病的发病率增加，在这个时间段规律运动能有效预防这些疾病的发生。

2. 进入更年期以后，一些代谢性疾病，比如说糖尿病的发生也是增加的，运动不仅可以调节糖代谢，降低血糖，还能增强糖尿病患者的体质，提高糖尿病患者的生活质量。同时运动还可以减轻肥胖，帮助肥胖人群控制体重，改善生理功能，防止减重后体重的反弹，减少肥胖相关的一些慢性病的发生。

3. 运动可以预防骨质疏松。随着年龄的增加，无论男女都会存在骨量丢失，但是由于女性绝经后雌激素低落，导致骨量丢失进入加速期，在绝经早期，每年骨量丢失 2%~5% 是常见的，而且不可逆。更年期以后，老年女性比男性的骨量丢失要多，骨折和骨质疏松的发病率升高。通过运动可以增加骨量，改善骨骼的结构，减缓骨量的丢失。

4. 运动防癌。运动可以预防乳腺癌、结肠癌、肺癌等疾病的发生，同时可以缓解癌症患者术后的一些疼痛，文献报道约有超过 30% 的癌症是可以通过体育运动干预达到预防效果的。

5. 运动可以预防抑郁症。女性一生当中有三个时间段容易患抑郁症，都与雌激素的波动和缺乏有关。其中就有更年期，进入更年期以后，由于雌激素的波动和缺乏，容易出现抑郁。运动可以让抑郁患者体内的一些激素（比如 5- 羟色胺）的分泌发生变化，改善抑郁患者的一些情绪及心理状态，增加自信心。所以规律的运动可以对轻、中度抑郁患者有一个积极的干预效果。

6.运动可以预防老年痴呆。老年痴呆与雌激素的缺乏是有相关性的，老年女性比男性的发病率高 1.5~3.1 倍，通过规律的运动可以预防老年痴呆，提高神经系统的调节功能，改善脑部循环，延缓大脑的衰退，从而改善我们的认知功能。

16/

更年期女性的运动原则有哪些

运动时间控制在 30 分钟内效果最佳，运动频率以每周 3~4 次为宜，运动强度以运动后心率在 100~140 次 / 分为宜。

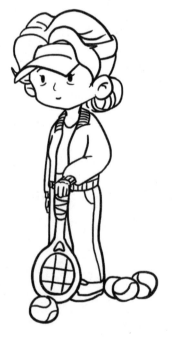

运动时间

时间过短，起不到提高身体功能的效果；时间过长易引起疲劳，也不会进一步增加健身效果。研究显示，在 30 分钟内，随着时间的延长，运动效果是增加的，如果超过了 45 分钟，运动效果是降低的。更年期女性推荐一次运动 30 分钟左右。

运动频率

运动频率要由少到多，逐渐增加，每周锻炼 3~4 次，每周运动时间达到 150 分钟左右就足够了。同时每周增加两次抗阻力运动，可以增加肌肉力量，减少肌肉减少症、跌倒等一些负性事件的发生。

运动强度

推荐更年期女性以中等强度的运动为主。所谓中等强度，用心率来计算，运动后心率在 100~140 次 / 分，用呼吸来算，运动后呼吸比较急促，可以说简单的句子，但不能说长句子，运动后的主体感觉有点累，但不至于大汗淋漓，这就是中等强度。例如健步走、慢跑（6000~8000 米 / 小时）、骑自行车（12~16 千米 / 小时）、打太极拳、打网球、登山等，这些都是中等强度的体育锻炼。

遵循安全性原则

运动还要遵循安全性原则，运动过程中要注意环境，在极端天气（过冷或过热）下，推荐选择在室内运动，最佳的运动温度是 15~20℃。进入更年期以后容易潮热盗汗，着装宜宽松，可以多穿几件衣服，热了就脱，冷了就穿。同时鞋子一定要舒服，做到场地要熟悉，不要到陌生的、不安全的环境中运动。如果有基础病，一定要带好药品，结伴而行。运动过程中，如果感觉不舒服，要及时停下来，不要盲目坚持。

遵循个体化原则

举以下两个例子：

（1）针对高血压患者，推荐做一些低强度的有氧和放松运动，比如打太极、慢跑、游泳、爬山、练瑜伽等，要循序渐进地进行，运动过程中一定要监测血压的变化，同时，避免憋气以及低头的运动。

（2）针对糖尿病患者，推荐做一些长时间、低强度的有氧运动，适当地结合抗阻力运动，比如散步。注意不要在饥饿的时候运动，防止低血糖的发生，同时要随身携带糖果。建议从吃第一口饭开始到一个小时以后，再开始运动比较合适，如果运动过程中出现了不舒服，一定要原地休息，必要时及时就医。患者最好随身携带一张卡片，写明自己的姓名、年龄、电话号码、家庭住址、联系人姓名、所患疾病、就诊医院、病例号和所使用的药物等，如果运动过程中发生了意外，医生能最快地了解到患者的病情和可能发生急症的原因，迅速做出诊断并采取最恰当的急救措施，使患者得到及时的救治。如果运动后身体感觉很舒服，精神很饱满，血糖有下降，说明运动效果很好，反之则要调整运动方案。

运动要循序渐进，全面发展

我们要慢慢地寻找到一两项适合自己的运动，量力而行，且运动贵在坚持，身体是有记忆功能的，当任何一项运动坚持达到一个月以上，它就能形成习惯。在运动中，一定要注意保护我们的关节、韧带，注意安全。运动过后不要马上休息，不要急着去洗澡，不要喝冷水和酸性的饮料。

17/

更年期女性该怎么运动

更年期女性可以选择有氧运动、力量练习、平衡牵拉练习、球类运动等，也可以选择一些传统的运动项目，如易筋经、八段锦、五禽戏、太极拳、太极剑等。

适合更年期女性的运动有很多，可以选择有氧运动、力量练习、平衡牵拉练习、球类运动等。也可以选择一些传统的运动项目，如易筋经、八段锦、五禽戏、太极拳、太极剑等，这些项目动作平缓，柔中带刚，强调意念与身体的活动相结合，具有独特的健身养生效果。

什么是有氧运动呢？所谓有氧运动就是全身的主要肌肉群都参与的节律性的、周期性的运动，在运动过程中，人体吸入的氧气与需求相等，达到生理上的平衡状态。这里推荐更年期女性可以选择健康大步走，这是一个非常好的有氧运动方式，运动中要迈大步，快速度，肩放平，背放松，收小腹，头直立，手摆动，每分钟走 60~70 步，每一步 60~70 厘米，作为平常锻炼身体，走 30 分钟就够了。若以减肥为目的，推荐要走 45 分钟以上，运动时手臂可以摆动起来，这样对心脏有好处。再者推荐大家去游泳，游泳是一个全身性的运动，对各方面都有好处，一般泳池的温度在 26~28℃之间。在进泳池之前，用淋浴喷头稍微冲一下，让自己的身体跟泳池的温度差不多。出来以后好好冲一个热水澡，去去湿气。只要长期坚持，这是一个非常好的，对肩颈、全身都有帮助的有氧运动方式。

更年期女性可以适当地进行力量练习，就是人体克服阻力、提高肌肉力量的一些运动。力量练习分为器械练习和非器械练习，器械练习就是人体在各种力量练习器械上进行的练习；非器械练习就是人体克服自身阻力的练习，比如俯卧撑、原地纵跳、仰卧起坐、平板支撑等。

另外，更年期女性也要注意盆底锻炼，盆底就像一个吊床，在会阴、肛门处托起膀胱、直肠、子宫等脏器，女性过了 40 岁，什么都往下掉。经常一个笑话就会憋不住小便而漏尿。锻炼盆底肌，可以做凯格尔运动，俗称"提肛运动"，这个动作就是重复收缩和放松盆底肌肉韧带群。动作要领：吸气，收缩会阴和肛门，同时腹部、大腿、臀部的肌肉不用力，坚持几秒后再放松。这样每天反复练 150 次，坚持 2 个月以上，盆底功能就会有所改善，对性生活和谐也有帮助。

更年期女性还可以做一些平衡和牵拉活动或瑜伽运动，可以通过呼

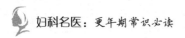

吸、冥想，让身体放松，脏腑平衡，达到肌肉紧实的效果，瑜伽中的猫式、虎式、骆驼式、敬礼式、花环式都适合更年期女性朋友。

经络拍打操也是很好的运动方式，人体有十二条正经，有任督二脉，七经八脉，每一条经络都有很多的穴位。如果经络是公路，那么穴位就是十字路口，通过经络拍打让我们身体的十字路口不堵，让周身的气血循环变好，人体的免疫力也就提高了。大家可以搜索"经络拍打操"视频进行学习锻炼。

最后，给更年期女性推荐一个运动处方。主要包括三部分：准备活动、基本活动、放松运动。

（1）准备活动：大概5~10分钟，可以是慢跑或者牵拉，让身体预热，提前进入工作状态，增加关节的活动度，提高软组织的弹性，预防肌肉的损伤。

（2）基本活动：一般是30~60分钟，可以做一些有氧运动，如力量练习、牵拉、球类运动以及传统的运动等。

（3）放松运动：主要是行走和牵拉，让身体消除疲劳，减轻或避免出现一些不舒服的症状，使人体各个器官恢复到安静状态。

一周7天，我们可以运动3天，休息4天。例如星期二健康大步走，星期四骑自行车，星期六可以选择郊游、登山、游泳。做到每次20~30分钟的有氧运动，5~10分钟的专项训练，运动前要有准备活动，运动后要有放松运动，每两周运动时间递增3~5分钟，做到运动后有舒适感，精神愉悦，这样坚持8周，就可以达到我们的目的了。

18/

踝泵运动能预防
血栓吗

可以。踝泵运动
包括屈伸运动和环绕
运动。

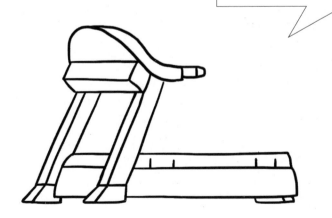

人体的血液循环是从左心室输出血液，经主动脉输送氧和营养物质给全身各个器官；由静脉运走二氧化碳和代谢产物，回到右心室，再到肺进行气体交换，然后回到左心室。

如果血栓进入到血液循环，流经要害部位，容易发生冠脉血栓、脑血栓、肺栓塞，非常凶险，甚至危及生命。

女性随着年龄增大，血管老化，到了更年期，卵巢"退休"，雌激素水平下降，血管失去了雌激素的保护，易出现动脉硬化、管腔狭窄，甚至发生血栓。

通过踝泵运动，可以预防血栓的发生。

原理：通过踝关节运动起"泵"的作用，促进下肢血液循环和淋巴回流。

踝泵运动：包括屈伸运动和环绕运动。

屈伸运动

取仰卧位或坐位，缓缓地勾起双（单）脚尖，尽力的让脚尖朝向自己。最大限度状态下维持5~10秒；再缓缓地将脚尖向下压，到最大限度后保持5~10秒，然后放松。

稍作休息，再进行下一组。可反复做屈伸运动。

环绕运动

取仰卧位或坐位，双（单）脚踝360度环绕。顺时针或逆时针均可。

设定一些场景：坐飞机、坐车等狭小空间里或看电视、闲聊时，把碎片化的时间利用起来做踝泵运动，预防血栓的发生。

♡温馨提示

　　已有血栓者，不能做踝泵运动！需要去正规医院找医生结合具体情况，选择个性化治疗方案。

　　更年期女性怎样为膝关节"攒本钱"

　　随着年龄的增长，女性卵巢功能从旺盛逐渐衰退直到完全消失是一个连续的过程，女性平均绝经年龄为 50 岁。卵巢"退休"是多器官衰老的始动因素，如同按下了器官衰老的"启动键"。

　　女性在 35 岁骨量达到高峰，之后便开始走"下坡路"。40 岁以后肌肉质量也在逐年下降。肌量和骨量都开启了"快速流失模式"。很容易导致膝关节的退行性变，出现膝关节问题。

　　膝关节是人体最大、最复杂的承重关节，一生的使命是"负重前行"。当上下楼梯和爬山时，或者体重严重超标，膝关节可谓"压力山大"。

　　膝关节的"家族成员"：包括股骨、胫骨、髌骨及股骨与胫骨之间"伤不起"的半月板。

　　半月板，是纤维软骨，在股骨胫骨之间的夹缝中。血液供应先天不足。在关节镜下有红区和白区。红区，在半月板边缘处有少许血液供应；白区，在半月板中间无血液供应。

　　作用：在"夹缝中求生存"的半月板起着承载压力，缓冲减震，稳定膝关节的作用。

　　除了半月板可以稳定膝关节，还有膝关节周围韧带以及强大的肌肉组织。所以，有力量的肌肉和韧带是天然的护膝产品。

　　膝关节运动受力是剪刀力，当膝关节屈曲的时候，负荷增加。如果体重超标、用力不当、肌力不足，会导致关节面磨损，且不可修复，造成永久性伤害。

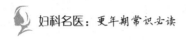

保护膝关节，把握可控因素，要做到：科学管理体重、纠正不良姿势、强健膝关节周围的肌肉和韧带。

科学管理体重

体重指数（BMI）计算公式：体重（千克）÷ 身高^2（米^2）

正常范围：18.5~23.9；消瘦：< 18.5；超重：≥ 24.0；肥胖：≥ 28.0%

纠正不良姿势

日常生活中扎"马步"姿势时，膝盖弯曲的方向要跟脚尖的方向保持一致，膝盖不要超过脚尖，重心落在足底。

强健膝关节周围的肌肉和韧带

（1）端坐抬腿：把膝盖伸直之后保持 10~20 秒，逐渐增加至 60 秒，两腿交替。还可绑沙袋，负重锻炼股四头肌，保护膝关节。

（2）有氧运动

游泳：无负荷全身运动。

步行：在塑胶跑道上散步、快走。

蹬自行车：包括固定自行车。

多种有氧运动可交替进行，多元组合。通过运动增强肌肉力量，特别是股四头肌力量，保护膝关节。

19/

更年期如何预防
肌肉减少症

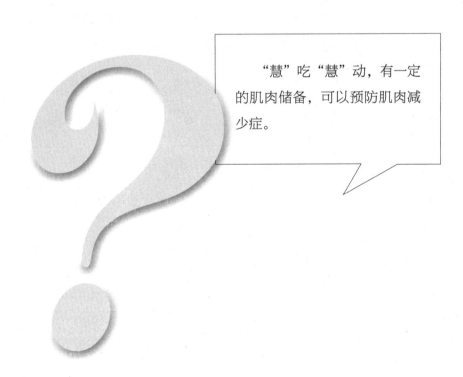

"慧"吃"慧"动，有一定的肌肉储备，可以预防肌肉减少症。

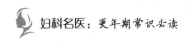

随着年龄的增长，卵巢功能从旺盛逐渐衰退直到完全消失是一个连续的过程，影响全身多个系统。

从 40 岁开始，每十年将流失 8% 的肌肉组织，随着年龄的增加，肌肉质量逐年下降。

肌肉减少症（肌肉衰减综合征），就是指肌量减少，肌力降低，功能下降。肌肉衰减，也就是机体由盛转衰。

衰弱的人对各种应急事件的抵抗及应对能力都很差。一个小的不良事件就可以产生一系列"多米诺骨牌效应"，从而导致残障或者失能。比如，一个人跌倒，发生了骨折，卧床限制活动，导致肌肉逐渐萎缩，甚至产生血栓而危及生命。

肌肉衰减发病过程漫长且无形，是静悄悄的"杀手"，带来的危害很大，比如降低了体能及生活质量，提高了跌倒、骨折、残障和死亡率。

年龄增加，肌量降低，这是自然趋势。但，肌肉丢失的速度却因人而异。同一年龄段的人，有人肌肉结实紧致，而有人却肌肉松弛……

为什么会有这样的反差呢？

跟"吃"与"动"有直接的关系。"吃"与"动"是两个主要的可控因素。慧吃慧动，有一定的肌肉储备，"家底儿厚"，有"本钱"，肌肉流失的速度就会慢一些。

人们常说，健康是最大的财富。给自己定一个"美丽"的目标：有肌（肉）、有骨（量）、有活力。提前储备更多的肌量和骨量，遇见最美的自己。

一、肌肉减少症自我评估小方法

评估肌肉量

指围测量小腿围：用示指和拇指的指围测量小腿围最粗一圈。

正常：＞33 厘米；肌肉量不足：≤ 33 厘米。

检测优势手握力：用握力仪测试。

正常：≥ 20 千克；肌肉量不足＜ 20 千克。

评估机体功能

五次起坐时间：端坐在椅子上，进行起坐测试。

正常＜ 12 秒；肌肉量不足≥ 12 秒。

测量 6 米步行速度：步行 6 米，计算每秒钟步行距离。

正常＞ 1 米 / 秒；肌肉量不足≤ 1 米 / 秒。

二、早认知，早预防，早干预

更年期保健关口前移，早防肌肉减少症，预防肌少成疾。肌肉是维持机体功能最重要的物质储备之一。

三、慧吃慧动，远离肌肉减少症

大家可以参考前面提到的一些"吃"和"动"的方法。

20/

想要卵巢健康退休，如何把握可控因素

合理膳食、适量运动、戒烟限酒、心理平衡。

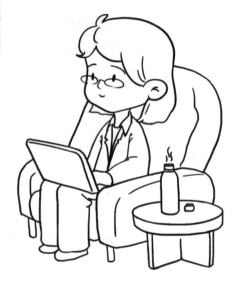

卵巢是女性的性腺器官，有生殖和内分泌两大功能。

生殖功能：孕育生命，十月怀胎，一朝分娩。

内分泌功能：卵巢分泌激素，让女性健康优雅。

随着年龄的增长，卵巢功能从旺盛逐渐衰退直到完全消失是一个连续的过程，影响全身多个系统。

卵巢"退休"，雌激素水平下降，进入更年期。女性平均绝经年龄在50岁左右。

卵巢"退休"，是多器官衰老的始动因素，相当于按下了器官衰老的"启动键"。

哪些因素影响卵巢衰老？哪些因素是可控的呢？

影响卵巢衰老的因素：包括年龄、遗传、环境、心理、行为、医源性和病理性等。其中心理和行为是我们自己能够把控的。面对更年期，女性朋友们要以快乐、积极、阳光的心态去拥抱更年期，健康优雅地度过更年期。

健康有四个因素。其中，医疗条件占8%，父母遗传占15%，生存环境占17%，生活方式占60%。生活方式是我们自己能够把控的，我的健康，我做主。健康的"金钥匙"掌握在自己手里。

健康生活方式，也是健康的四大基石，包括合理膳食、适量运动、戒烟限酒、心理平衡。

21/

好好睡觉，助力更年期减重

建议每天晚上 22~23 点进行入睡，早晨 6~7 点起床，这是最符合人体生物钟和昼夜节律的科学的睡眠时相。

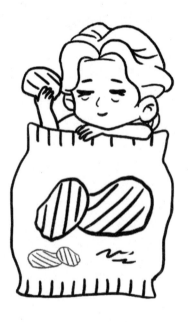

很多科学家在做睡眠的相关研究，最近有一项大型的关于睡眠与肥胖的研究。该研究调查了人们的睡眠行为，包括醒睡时间，夜间睡眠时长，白天小睡时长，昼夜睡眠规律，等等。研究结果显示，睡得晚（超过夜间22:00）和夜间睡眠时间短（＜6小时）与全身肥胖和腹部肥胖的风险增加有关，白天午睡时间延长（≥1小时）并没有降低风险，反而还会增加腹部肥胖的风险，尤其是更年期女性。

所以，建议大家好好睡觉。科学的睡眠，建议成人每天睡眠6~8小时，老人8~10小时，儿童10~12小时，青少年应该保证睡眠在10小时左右。并建议每天晚上22~23点进行入睡，早晨6~7点起床，这是最符合人体生物钟和昼夜节律的科学的睡眠时相。

更年期"性"福生活

——更年期女性避孕

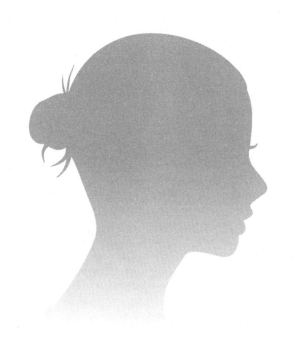

01/

更年期女性还能有性生活吗

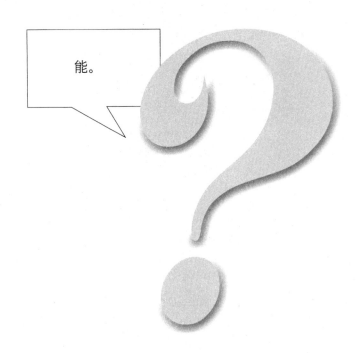

能。

我们先来了解一下更年期女性性生活常面临着哪些问题？更年期与月经和绝经有关，这段时期的开启点是在女性绝经前 5~10 年，一般在 40~45 岁开始出现绝经相关的症状和内分泌改变，一直持续至绝经后十余年，主要表现为卵巢中的卵泡耗竭或接近耗竭时引发的雌激素缺乏相关的症状。当雌激素缺乏时，女性会出现月经失调、潮热、盗汗、失眠、情绪变化等症状，接着就是泌尿生殖系统萎缩和性交疼痛，远期还会出现骨质疏松、心脑血管疾病的发病风险增加以及老年痴呆等问题。所以女性绝经后的生活，不仅是月经、容颜和情绪的改变，更可怕的是一些中远期症状的危害，在不经意间影响了女性的"性"福生活，成为"性"福的"绊脚石"。主要有以下四个方面的原因。

第一，女性的生殖道是雌激素的敏感靶器官，没有雌激素，阴道将会失去原有的弹性，分泌物减少，导致性生活困难，这就是导致同房痛的根本原因。

第二，雌激素下降，阴道局部环境发生改变，糖原下降，益生菌（如乳杆菌）含量减少，致病菌大量繁殖，反复阴道炎从而影响夫妻性生活。

第三，由于生殖道萎缩，黏膜变薄，分泌物减少而出现阴道干涩、瘙痒不适，影响夫妻性生活。

第四，更年期出现的疲惫、抑郁、性欲减退等也可导致性激发和唤醒比较慢，常常因为失去兴趣而性中断。

面对这些"性"福生活的绊脚石，该怎么解决呢？需要大家在思想上、行动上和医生的帮助下一起来解决。首先，要从思想上认识到更年期性生活的好处：它能够促进夫妻和谐，保持心情愉悦，缓解更年期紧张情绪，增强对生活的信心，还可以避免生殖器官的失用性萎缩。其次，在行动上也要积极的跟进：需要保持规律的性生活、健康的饮食习惯和适量的运动。最后，在药物治疗方面，需要在医生的指导下使用，对于性生活困难的女性，可以阴道局部应用雌激素凝胶或者润滑剂来提高性生活质量。而对于更年期症状严重的患者，可以给予口服雌、孕激素治疗。当然，在

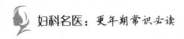

选择药物治疗的时候，需要到医院更年期专科门诊或者妇科内分泌门诊寻求专业医生的帮助，评估好适应证和禁忌证，才能做到安全有效的个体化治疗。

　　所以，绝经后女性同房疼痛主要是因为雌激素缺乏所致，绝经的到来并不是性生活的终结，绝经后同房疼痛是有办法解决的。相信女性朋友们可以通过努力做一个更有魅力、充满活力的妻子，绝经后同样可以拥有"性"福的生活。

02/

更年期女性还能怀孕吗

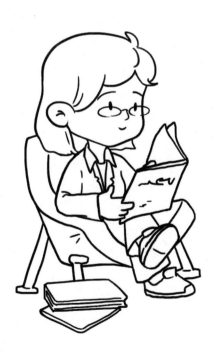

能。

更年期女性的根本变化是卵巢功能的衰退，随着年龄的增长，卵巢功能从旺盛、逐渐衰退直到完全消失是一个连续的过程，卵巢是个"敬业者"，卵巢的卵泡从有到少到无的过程中，它都在努力的排卵，所以在围绝经期一半的月经周期里是有排卵的，也就是说更年期还是能怀孕的，只是几率下降了而已。

由于更年期的女性月经不规律，排卵不规律，生育能力下降，所以很多更年期女性对避孕不重视，成了非意愿妊娠的高危人群。

03/

更年期女性怀孕的
风险是什么

胎儿风险、产
妇风险和高龄妊娠
风险。

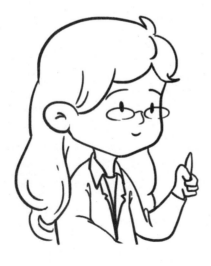

胎儿风险

由于更年期女性卵巢功能减退，它所产生的卵子质量下降，容易发生胚胎染色体异常，胎儿畸形的发生率也大大增加了，孕期面临着流产、早产等风险。

产妇风险

由于产妇年龄较大，在怀孕前或怀孕后出现慢性疾病，如高血压、糖尿病的发生风险显著升高，此外，发生子宫肌瘤、卵巢囊肿等疾病也较为常见。

高龄妊娠风险

高龄妊娠孕期面临着流产、胎儿畸形，妊娠合并症及并发症的发生率增加，难产、胎儿死亡率、妊娠不良结局风险增加。需要在孕期进行产前诊断和遗传咨询。继续妊娠的路充满荆棘。

04/

更年期女性流产的
危害有哪些

人流近期并发症：子宫损伤、出血、感染的风险增加。

中远期，可能出现盆腔炎症。由于流产导致体内激素水平快速下降，激素的波动，可引起月经的紊乱。

更年期意外怀孕，不论去留，都是存在着风险与伤害。避免高龄妊娠，让更年期女性幸福生活有保障。高龄怀孕需谨慎，留与不留都两难。重视避孕不侥幸，方法可靠要坚持。

可引起子宫损伤、出血、感染等。

05/

更年期同房还需要避孕吗

需要。

如果是绝经了，不需要避孕。但是在绝经过渡期，月经不规律的阶段，卵巢还是有排卵可能的，这就意味着有怀孕的机会。如果没有生育要求，还是需要做好避孕措施的。

06/

更年期如何选择
避孕方式

推荐选择放置节育环
或避孕套避孕。

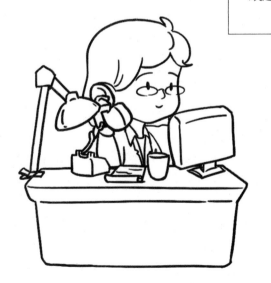

40岁后，女性开始迈入更年期，直至绝经，仍需数年时间。此阶段大部分女性已完成生育，需高效、长效避孕。随着年龄的增长，身体发生疾病的风险增加了，如心脑血管疾病、血栓、肥胖、糖尿病、恶性肿瘤等，所以，避孕方式的选择与年轻女性不同，要避免因避孕方式不对所带来的健康风险。

避孕方法的选择：工具避孕、药物避孕和自然避孕。

（1）子宫内放置节育环，这是一种长效可逆的避孕方式。避孕环可以放置5~20年，在绝经后取出。

（2）避孕套：容易购买、价格便宜、操作简单，是一种安全、方便的避孕方式。

（3）口服避孕药。

推荐使用前两种避孕方法。口服避孕药避孕对于40岁以后的女性来说，会增加引发血栓的风险，不作为常规推荐。

07/

更年期女性可以放置宫内节育器吗

可以。记得在绝经后取出宫内节育器。

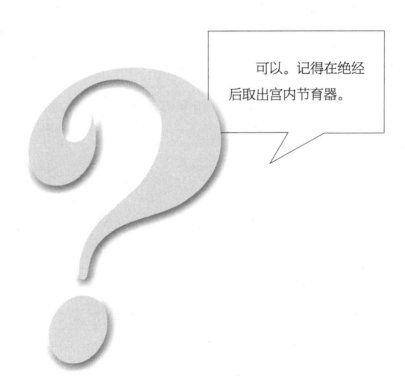

更年期女性是可以放置宫内节育器的。宫内节育器是一种安全、有效、简便、经济、可逆的避孕工具，放置宫内节育器是我国生育期妇女的主要避孕措施，俗称"上环"。

放置宫内节育器的益处包括：①避孕效果好；②简便长效；③可逆性好；④对性生活无任何影响；⑤价格便宜。

宫内节育器的放置时间包括：①月经干净后3~7日无性交；②人工流产后立即放置；③含孕激素宫内节育器在月经第3日放置；④自然流产转经后放置；⑤药物流产2次正常月经后放置；⑥性交后5日内放置为紧急避孕方法之一。

放置宫内节育器后的注意事项：术后休息3日，1周内忌重体力劳动，2周内忌性交及盆浴，术后第一年第1、3、6、12个月进行随访，以后每年随访1次直至停用，特殊情况随时就诊，宫内节育器放置后如发生不规则阴道流血，应注意与异常子宫出血鉴别，必要时取出宫内节育器并取子宫内膜行病理检查。

绝经女性建议在最后一次月经后1年内取出，所以女性朋友们在绝经后记得把环取出。

08/

为何医生推荐更年期女性放置曼月乐

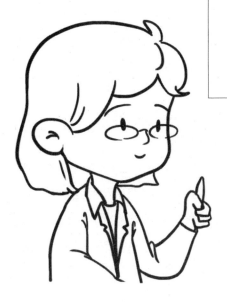

曼月乐可以高效避孕、保护子宫内膜，子宫内局部作用更安全。

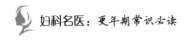

"曼月乐是什么？""曼月乐是一个节育环，还不便宜。""节育环不是
生完孩子放，然后绝经了再取，我都更年期了，还放什么环？""放了环
还要取环，多麻烦呀！"

门诊中经常会遇到更年期女性问这些问题，接下来从四个方面跟大家
聊聊这个问题。

曼月乐是什么

曼月乐是宫内节育器的一种，它的出现彻底改变了人们对于节育环
的认识，因为以前的节育环都是惰性、不含药物的，而曼月乐与其他传
统节育环的区别就在于它能持续 5 年稳定地释放一种孕激素，叫左炔诺
孕酮。

曼月乐对更年期女性有什么帮助

第一，更年期女性需要性生活，但更年期女性还是存在怀孕的几率，
所以更需要避孕。而曼月乐通过宫内缓释孕激素，可以让宫颈黏液更黏
稠，抑制子宫内膜增生，抑制精子的活动，从而达到高效的避孕效果，其
一年的避孕失败率约为 0.5%，5 年累计失败率约为 0.7%。

第二，曼月乐不仅可以避孕，而且可以帮助治疗很多妇科疾病，这也
是妇科医生推荐更年期女性放置曼月乐的原因之一。

更年期女性，卵巢功能衰退引起雌激素水平下降，带来全身各系统功
能紊乱。近期并发症包括：潮热、出汗等血管舒缩症状及月经紊乱。中期
并发症包括：老年性阴道炎、尿道炎等泌尿生殖道萎缩症状。远期并发症
包括骨质疏松、心脑血管疾病等。这些，我们都耳熟能详，那曼月乐怎么
能帮到更年期女性呢？让我们一起来揭开它"神秘的面纱"吧！

首先，更年期女性卵巢功能衰退，卵泡发育不良，排卵不规律，雌激

素水平不规律波动，孕激素缺乏，雌、孕激素失去平衡，就会导致子宫的异常出血，长期的雌激素刺激会导致子宫内膜增生，发生病变，曼月乐可以通过宫内释放孕激素与雌激素相抗衡，从而抑制子宫内膜增生，起到治疗月经过多及预防子宫内膜增生病变的作用。

其次，出现了更年期综合征怎么办？医生说是由于雌激素水平低下引起的，激素替代治疗利大于弊，但激素替代治疗不仅仅是补充雌激素，还需要补充孕激素从而对子宫内膜进行保护，而曼月乐作为孕激素的宫内缓释系统，能够有效地保护子宫内膜，同时它是在宫内局部作用，极少入血，对乳腺、代谢、心血管等的影响较小。

总的来说，曼月乐不仅可以避孕，还能治疗月经紊乱，作为激素替代治疗的补充，曼月乐可以保护子宫内膜，副作用还小。

曼月乐具体怎么用

曼月乐的使用期限是 5 年，建议每 5 年更换 1 次，可持续至绝经。具体如何使用由专业医生据女性个人情况决定。

放置曼月乐，一般选择在月经来潮的 7 天内，避开月经多的那几天，宫颈扩张的时候放置，通常在门诊手术室就可以进行。

放置后第 1、3、6、12 个月各随访 1 次，之后每年随访 1 次。随访内容主要是检查环的位置以及询问是否出现了不良反应。

即使出现了不良反应，也不用紧张。曼月乐的不良反应主要是不规则点滴出血，多集中在最初半年内，以后会缓解，还有部分女性会闭经，但也不用紧张，因为这种闭经是宫内孕激素的局部作用。月经不是排毒，没有月经不会对身体健康造成任何影响。

最后，总结一下曼月乐对更年期女性的主要作用：高效避孕更"性"福、子宫内膜保护更有益、子宫内局部作用更安全。

09/

外用避孕药有效吗

有效。

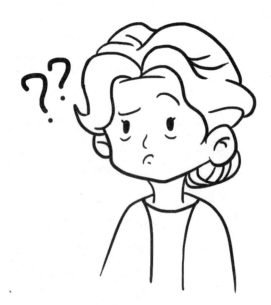

外用避孕药常见的有四种类型。有避孕药片、避孕药栓、避孕药膜以及避孕药膏。它的有效成分是人丙醇醚栓,是一种杀精剂。

当女性使用了外用避孕药后,精子在阴道深处,子宫颈口的附近会失去活力,不能通过子宫到达输卵管与卵子结合。这是外用避孕药的工作原理。

使用方法

外用避孕药主要放在女性阴道的深处,子宫颈口附近,距离阴道口10~12厘米深。当使用栓片模具时,要把它送入阴道深部,等待10~15分钟药物溶解后才可以行房事。如果男性半个小时之内还没射精,就需要补放1片,以保证避孕效果。在结束后的6~8小时,才可以用温水清洗外阴部,以免影响药物的效果。

外用避孕药的优点

外用避孕药使用起来比较灵活,药物本身不会被身体所吸收,对身体也不会产生不良的影响。

外用避孕药的失败率

调查研究显示,外用避孕药的失败率是18%。所以使用外用避孕药避孕效果并不是很理想。

更年期避孕很重要,安全防护少烦恼。避孕选择措施多,外用避孕药不推荐。

10/

"避孕贴"贴一贴就能避孕吗

可以。但有些人群不适用，需注意。

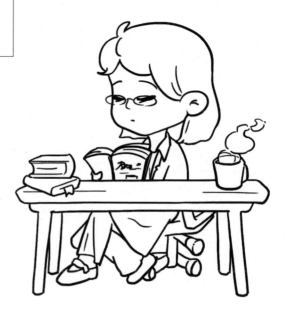

避孕贴，一张肉色的小贴纸，贴一贴，就能避孕？是不是感觉很新奇。

避孕贴，一般贴在人体的四个部位：臀部、腹部、手臂外侧和肩膀外侧。从月经第一天开始使用，每周更换1次，连续使用3周，第4周停用，然后再循环。

避孕贴还能防水，游泳、洗澡也不用担心沾水影响效果。

听上去，避孕贴与传统的避孕方式相比，优势还不小呢！它不需要像避孕药那样，每天吃药——方便！它也不像避孕环，需要手术放置取出——减少痛苦！对于一些亲密度要求高的人群来说，它的感受度要优于避孕套。

避孕贴是通过什么方式来避孕的呢

避孕贴，贴的是激素。它通过不断地释放激素，透过皮肤、血管进入血液，从而抑制排卵，达到避孕效果。同时，避孕贴可以使宫颈黏液更黏稠，使精子更难进入子宫，从而达到避孕效果。因此，避孕贴和短效口服避孕药一样，是通过激素来避孕。只是它不需要每天吃药，通过贴一贴，经皮肤吸收起到药效。所以，理论上，避孕贴应该和短效口服避孕药有相似的避孕成功率，相似的适用、禁用情况。

事实上，避孕贴在上市前有相关的人体试验，包括北美、欧洲和南非等国家在内的3000多名妇女接受了避孕试验，避孕成功率高达99%。所以避孕贴非常可靠、管用。

避孕贴，哪些人群不适用

虽然避孕贴使用方便、避孕效果可靠。但并不是所有人都适用。因为它的激素成分，对有血栓、心脑血管疾病、高血压、乳腺癌、肝功能损伤的女性，以及40岁以上或者35岁以上但吸烟的女性朋友们就不能使用。简单来说，健康年轻、不吸烟的女性使用更安全！

11/

哪些人群适用
皮埋避孕

除一些禁忌情况外，大部分人群可以使用。

虽然 40 岁以后女性生育力有明显的下降，但围绝经期 54% 的女性在月经周期还是有排卵的，而且排卵没有规律，若此时不避孕同样有妊娠的可能。因此 40 岁以后到绝经前的女性是非意愿妊娠高风险人群。

更年期的避孕措施，选择原则是长效可逆，希望在高效避孕的同时，不仅能防治月经相关疾病还可以缓解围绝经期的症状。更年期的避孕方法有多种，皮埋是药物避孕的一种。

皮埋是将孕激素与硅橡胶或塑胶等缓释材料制成小棒或胶囊，植入皮下后使药物缓慢、恒定地释放入血从而发挥长期避孕作用。具有高效、长效、简便、可逆、安全的优点。目前常用的皮埋中所含的孕激素是依托孕烯，它是一种单根、3 年有效皮下埋植避孕剂，避孕效果较好，每 100 位女性 1 年中妊娠 < 1 次，可与宫内节育器、女性绝育、男性输精管结扎的避孕效果媲美。

皮埋的效果那么好，那更年期能用吗？我们推荐使用，但必须排除以下禁忌证：已知或可疑怀孕不可用，静脉血栓活动期、肝功能异常、不明原因的阴道出血不能用。因为皮埋中的药物是孕激素，那么对孕激素依赖的肿瘤、对皮埋成分过敏等都不能用。

大家明白了皮埋的使用及好处，又担心用了皮埋会有不舒服吗？的确，皮埋放置后可能会出现头痛、体重增加、情绪改变、出血模式改变、痤疮、功能性卵巢囊肿等异常情况，大部分在放置一年后会逐步缓解。若出现上述情况，大家可到医院就诊，医生会采取各种方法来缓解不适。

12/

更年期可以做绝育手术吗

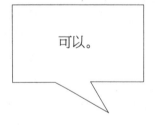

可以。

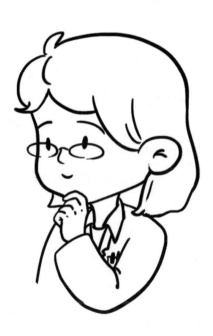

进入更年期，卵巢功能减退，40 岁及以上女性总体生育率下降。但进入更年期的女性避孕也不容忽视。

女性绝育术是女性避孕方法之一，它是一种永久性避孕方法，不影响女性内分泌功能及性功能。2006~2010 年美国的一项调查显示，40~44 岁的女性中有 50.6% 愿意选择女性绝育术作为避孕方法。目前常用的绝育手术方法包括腹腔镜下、经腹小切口、剖宫产或其他腹腔手术（有可能感染的手术除外）同时行输卵管绝育术，操作简单、并发症少。宫腔镜下的绝育手术适合肥胖、有麻醉风险合并症或腹腔内粘连的女性。输卵管绝育手术的失败率在 1% 左右，与手术方法、时机及结扎部位有关。常见的并发症有出血、感染、器官损伤、粘连、慢性盆腔痛等。

指导建议：40 岁及以上已经完成生育计划，无再生育要求，或因疾病，包括某些遗传病等因素不适合生育的夫妇，在知情自愿选择的前提下，可选择女性绝育术（男性伴侣可选择男性绝育术）。

13/

更年期何时可以停止避孕

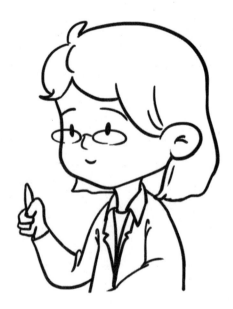

建议避孕至绝经。

首先是停止避孕的原则：如果是不希望意外妊娠发生，建议选用合适的避孕方法到绝经。如果您是选用药物避孕，就应该定期经医生评估，权衡利弊后可以用到 55 岁。如果您选用的是含铜宫内节育器，应该在最后一次月经的 6~12 个月内取出。

甾体类激素避孕药包含单纯孕激素（如曼月乐、皮埋、长效醋酸甲羟孕酮避孕针）、外用避孕药、复方甾体激素（口服避孕药、阴道环、避孕贴），无论是哪种用药方式，都需要定期找专业医生进行评估，根据个人的基本情况及相关慢性疾病的病情权衡利弊，如果利大于弊可继续使用至 55 岁，如果风险过大就可换用其他的避孕方法。